CHRISTIAN OPITZ

DIE GESUNDHEITS-REVOLUTION

Lebende Makromoleküle -
der Schlüssel zur vollkommenen Gesundheit

Vorwort von Frau Dr. med. Liechti von Brasch,
Bircher-Benner Klinik Zürich

Christian Opitz
Die Gesundheits-Revolution
Lebende Makromoleküle:
Der Schlüssel zur vollkommenen Gesundheit

Umschlag-Foto: Komal Berg, Uppsala
© Copyright by Verlag Bewusstes Dasein, Zürich 1990
Alle Rechte vorbehalten. Nachdruck nur mit ausdrücklicher
Genehmigung des Verlages gestattet.
ISBN 3-905 158 06-X

Verlag Bewusstes Dasein, Postfach, CH-8039 Zürich

INHALT

Vorwort von Frau Dr. med. Liechti von Brasch   7

EINFÜHRUNG   8
Es ist Zeit für eine Ernährungsrevolution   8

1. GESUNDHEIT UND ZIVILISATION   11
Die Ernährung als Hauptursache der Zivilisations-
krankheiten   13
Die gängigsten Ernährungsmythen   17
Die wichtigsten ernährungsmitbedingten Zivilisations-
krankheiten   19
Ist die Schulmedizin machtlos gegen ernährungsbedingte
Krankheiten?   24
Globale Auswirkungen der Ernährung   26
Die konventionelle und die ganzheitliche Ernährungslehre   28
Das Beispiel der Naturvölker   30

2. DIE LEBENDEN MAKROMOLEKÜLE (LM)   33
Auf der Suche nach dem Lebensfaktor   34
Die Rolle der LM im Körper   36
Die wissenschaftliche Forschung der Zukunft   39
Der erhöhte LM-Bedarf   42

3. OJAS, EIN NEUARTIGES LEBENSMITTEL   47
Was ist Ojas?   48
Ojas als Heilmittel im Test   51
Wie Ojas seine Wirkung voll entfalten kann   54
Die LM-bewusste Ernährung   59

Rezeptbeispiele	61
Die Ojas-Kur	63
Spezielle Anwendungen von Ojas	68
Ojas im Sport	68
Ojas für Mütter und Kinder	70
Ojas und Übergewicht	71
Fasten mit Ojas	72
Fragen zu Ojas und Ernährungsproblemen	73
Unterstützende Massnahmen	77

4. ÜBER DIE GESUNDHEIT HINAUS: DAS GEISTIGE WACHSTUM 79

ANHANG

Literaturverzeichnis	83
Bezugsquellennachweis	85
Bestellformulare	86

VORWORT

Christian Opitz hat an sich und seiner Umwelt erfahren, dass eine Lebensweise nach den Gesetzen der Natur zu wahrer Gesundheit und Wohlbefinden führt. Als ich C. Opitz bei einem Vortrag zum ersten Mal über seine Thesen sprechen hörte, war ich vom Wissen und Einsatz des jungen Autors tief beeindruckt. Auf den Erkenntnissen von Dr. Bircher-Benner, Dr. Walker und Werner Ostertag aufbauend leistete er wichtige und faszinierende Forschungsarbeit. Als Nichte und Schülerin von Dr. Bircher-Benner und nach 50jähriger praktischer Erfahrung in der Klinik kann ich die Richtigkeit der Ernährungsempfehlungen von C. Opitz hinsichtlich einer vegetabilen Frischkost voll und ganz bestätigen.

Über das im Buch beschriebene Vitalstoffgetränk Ojas habe ich noch zu wenige wissenschaftliche Informationen um eine klare Aussage machen zu können. Auf diesem Gebiet ist jetzt weitere Forschungsarbeit notwendig. Das ayurvedische Produkt Chavanyaprash, heute unter dem Namen Madalprash erhältlich, und seine Wirksamkeit sind mir dagegen schon länger bekannt.

Ich wünsche diesem Buch die Anerkennung und den Erfolg, den es verdient.

Dr. Dagmar Liechti v. Brasch,
Zürich im August 1990

EINFÜHRUNG

ES IST ZEIT FÜR EINE GESUNDHEITSREVOLUTION

Heutzutage ist es kaum möglich, einen Tag zu verbringen, an dem man keine brandneue Gesundheitsempfehlung liest oder hört. Jede Illustrierte hat wöchentlich ihre neue Diät, mit der nun die Gewichtsprobleme endgültig beseitigt werden können, im Fernsehen gibt es Diskussionen über hochungesättigte Fettsäuren, und seinen Kalorienbedarf lernt man schon in der Schule auswendig.

Leider sind diese Entwicklungen bisher nicht mit dem entsprechenden Erfolg verbunden. Noch nie gab es eine solche Zunahme chronischer Krankheiten, und auch der Zustand der meisten "gesunden" Menschen ist nicht gerade erstrebenswert. Gibt es hier keinen Ausweg? Kann vollständige Gesundheit, so wie sie die unzivilisierten Naturvölker aufweisen, in unserer technisierten Welt überhaupt noch erreicht werden? Kann man sich sicher vor schweren Krankheiten schützen, Krankheiten, bei denen herkömmliche Behandlungsmethoden versagen, heilen und sein Potential an Leistungsfähigkeit voll entwickeln?

Ja, es ist möglich, es ist sogar unausweichlich, vorausgesetzt, wir lernen wieder, unsere Lebensweise nach den Naturgesetzen zu gestalten. Jeder Mensch ist für seine Gesundheit selbst verantwortlich. Es lohnt sich, einen neuen Weg zu gehen, der zur Befreiung aus dem Teufelskreis von Krankheit, Beschwerden und Medikamenten führt.

Dabei geht der Gesundheitszustand, der mit der in diesem Buch beschriebenen Methode erreicht werden kann, weit über das Ausbleiben von Krankheiten hinaus. Ein nie für möglich gehaltenes Wohlbefinden und eine nahezu grenzenlose körperliche Energie geben dem Menschen ein fast euphorisches Glücksgefühl. Auf dieser Grundlage kann man seine persönliche Entwicklung auf ganz neue Dimensionen ausrichten. Jeder Mensch kann diesen Zustand erreichen, vorausgesetzt, er wird sich seiner Verantwortung für seine Gesundheit bewusst. Niemand wird gesund, indem er einfach dieses oder irgendein anderes Buch liest. Wenn Sie aber wirklich nach einem sicheren Weg zu einer besseren Gesundheit suchen, so wird Ihnen dieses Buch sicher helfen.

Haben Sie also etwas Mut und arbeiten Sie an Ihrer persönlichen Gesundheitsrevolution......

1

GESUNDHEIT UND ZIVILISATION

Wir müssen umdenken, wenn wir überleben wollen.

- Albert Einstein

GESUNDHEIT UND ZIVILISATION

Das 20. Jahrhundert wurde von einer atemberaubenden Technisierung aller Lebensbereiche geprägt. Bei allen Vorzügen, die diese Entwicklung mit sich bringt, sind doch auch einige Nachteile unübersehbar. Wir haben zwar mehr Komfort, Freizeit und Konsumangebote als je zuvor, aber einige wesentliche Dinge drohen dabei verlorenzugehen. Die Gesundheit ist einer der Aspekte, in denen in den letzten Jahrzehnten ein eindeutiger Rückschritt zu verzeichnen ist. Wenn man sich Krankheitsstatistiken betrachtet, so stellt man fest, dass die schweren Zivilisationskrankheiten, die teilweise vor hundert Jahren noch fast unbekannt waren, ständig zunehmen. Krebs, die verschiedenen rheumatischen Erscheinungen, Diabetes, Alzheimer, Multiple Sklerose, Allergien, Hautkrankheiten und viele andere Leiden tragen zu einem immer schlechter werdenden allgemeinem Gesundheitszustand bei. Es stellt sich die Frage, warum dies trotz aller Entwicklungen möglich ist. Schliesslich hat auf den ersten Blick der Fortschritt auch vor der Medizin nicht haltgemacht. Es werden ständig neue Institute und Riesenlabors aus dem Boden gestampft, in denen man versucht, einen Ausweg aus dem Gesundheitsverfall zu finden. Aber trotz aller Anstrengungen und eines astronomischen Geldaufwandes ist bisher so gut wie nichts erreicht worden. Die Misere ist schnell durchschaut. Während unsere westliche Wissenschaft versucht, den Schlüssel zur Gesundheit mit einem unheimlichen Aufwand in neuen Medikamenten, Operationsmethoden und Vorsorgeuntersuchungen zu finden, leben auch heute noch Naturvölker ohne all die Technik, auf die die Schulmedizin so stolz ist, in völliger Gesundheit und enorm leistungsfähig bis ins hohe Alter. Die Hunza im Norden Pakistans, die Tarahumara-Indios in Mexiko, verschiedenen Stämme in Afrika und andere Völker kennen praktisch keine Krankheit, nicht einmal so weit verbreitete Leiden wie Karies oder Erkältungen kommen bei ihnen vor - und das ohne "klinisch getestete Zahncreme" oder Nasentropfen. Der Unterschied zwischen dem Menschen der modernen westlichen Welt und den Naturvölkern besteht natürlich in der Lebensweise. Der wichtigste Faktor, der für den gesundheitlichen Verfall der zivilisierten Welt verantwortlich ist, ist eindeutig die Ernährung. Wenn in einem Gebiet, in dem bislang nur naturbelassene Lebensmittel zur Verfügung standen, die Zivilisationskost Einzug hält, so ist der Gesundheitszustand der Menschen nach 20 Jahren auf dem gleichen niedrigen Niveau wie in industrialisierten Ländern. Diese Beobachtung wird durch alle Krankheitsstatistiken der WHO bestätigt. Das bedeutet nicht, dass es nicht auch andere Faktoren für die Entstehung der Zivilisationskrankheiten gibt, aber die Ernährung ist ein Faktor, der bis auf wenige Anhänger der natürlichen Lebensweise jeden betrifft. Man kann natürlich nicht sagen, dass eine falsche Ernährung gesundheitsschädlicher ist als das Rauchen, aber da nur etwa 30% der Menschen überhaupt Raucher sind, aber mit Sicherheit 95% der Menschen in den Industrieländern fehlernährt sind, spielt die Ernährung eben die wichtigste Rolle.

DIE ERNÄHRUNG ALS HAUPTURSACHE DER ZIVILISATIONSKRANKHEITEN

Der Mensch der Vorzeit war nach Dr. Walker, einem Vertreter der Natural Hygiene, der mit 113 Jahren sein letztes Buch schrieb, in erster Linie ein Früchteesser, d.h. er ernährte sich von Früchten, Blättern, Wurzeln, Samen, und Nüssen. Diese These wurde durch zahlreiche Funde bestätigt. All diese Lebensmittel wurden roh und unverarbeitet gegessen. Dies entspricht der natürlichen Ernährung der Menschenaffen, die sich im Aufbau des Verdauungstraktes und vom Nahrungsstoffwechsel her vom Menschen fast nicht unterscheiden. Fleisch assen die Menschen nur in Notzeiten, z.B. während der langen Eiszeiten, als es nicht genug Pflanzennahrung gab. Im Laufe der Geschichte ergaben sich dann einige Veränderungen in der Ernährung, indem die Menschen anfingen, Getreide anzubauen, Brot zu backen etc. Bis zum Anfang dieses Jahrhunderts waren diese Abweichungen von der Urnahrung des Menschen jedoch nicht so gravierend, als dass dadurch schwere Krankheiten hätten entstehen können. Nach Statistiken des Battle Creek Sanatorium in Massachusetts waren die Menschen vor hundert Jahren in der westlichen Welt viel gesünder als heutzutage. Oft wird argumentiert, dass aber doch die Lebenserwartung damals viel geringer gewesen sei. Dafür gibt es eine sehr einfache Erklärung: Vor allem in den Grosstädten herrschten katastrophale Hygienezustände, die Kindersterblichkeit bei der Geburt war 20mal höher als heutzutage. Eine hochinteressante Untersuchung der Gesellschaft für Erfahrungsmedizin hat folgendes ergeben: Um 1890 war die Lebenserwartung eines Menschen in Deutschland, der erst einmal das fünfte Lebensjahr erreicht hatte, um vier Jahre höher als heutzutage. Die insgesamt niedrigere Lebenserwartung entstand also ausschliesslich aus der hygienischen Situation bei der Geburt der Kinder.

Mit der industriellen Revolution ergaben sich auch riesige Veränderungen in der Ernährung. Fleisch wurde so billig, dass der Durchschnittsverbrauch seit 1950 in Westeuropa um das 12fache anstieg. Gleichzeitig wurde begonnen, das Getreidekorn in seine Einzelteile zu zerlegen, und so entstanden Weiss- und Graumehl. Vollkornprodukte - über Jahrttausende Grundnahrungsmittel Nr.1 - mussten den Auszugsmehlbroten weichen. Der Zucker wurde erfunden, der durchschnittliche Zuckerverbrauch stieg von 0 auf über

100 g pro Kopf und Tag. Andere Neuerungen waren die Konserven, das Härten von Fetten (Magarine) und in jüngster Zeit die Einführung des Mikrowellenherdes.

Zu den Krankheiten, die sich erst durch die Zivilisationsernährung ausbreiten konnten, zählen u.a.: Alle rheumatischen Krankheiten, Arteriosklerose, Alzheimer, Allergien, alle Zahnkrankheiten, Magengeschwüre, Diabetes, Bluthochdruck, Zöliakie, Multiple Sklerose, viele Formen von Krebs, Fettsucht, Nieren- und Gallensteine und viele andere.

Parallel mit diesen Veränderungen gab es seit 1920 folgenden Anstieg (Westeuropa und USA) bei Zivilisationskrankheiten:
Zunahme bei Herz-Kreislaufkrankheiten um das 14fache, bei rheumatischen Krankheiten um das 17fache, bei Krebs um das 20fache, bei Fettsucht um das 35fache, bei Diabetes um das 56fache, bei Multiple Sklerose um das 59fache, bei Allergien um das 70fache, bei Alzheimer um das 89fache (Angaben der WHO).

Hier nun eine genauere Beschreibung der Folgen einzelner Ernährungsfehler:

KONSUM VON FLEISCH, FISCH UND EIERN

Der menschliche Verdauungstrakt ist auf Pflanzenkost ausgerichtet. Ein Raubtier hat eine 10mal stärkere Magensäure als der Mensch zur Fleischverdauung. Gelangt Fleisch oder Fisch in den Magen, so kann es nicht vollständig abgebaut werden. Durch Magenauspumpen erhält man auch noch mehrere Stunden nach einer Fleischmahlzeit unverdaute Fleischreste. Bei jeder Mahlzeit gelangen unverdaute Fleischreste in den Dickdarm, wo sie den besten Nährboden für Fäulnisbakterien bieten. Ein Gramm Fleisch enthält 2 - 150 Millionen Fäulnisbakterien, die auch durch Kochen oder Braten nicht eliminiert werden. Diese Fäulnisbakterien produzieren viele giftige und krebserregende Stoffe (Dr. Walker). 70% aller Krebserkrankungen betreffen die Verdauungsorgane. Die Häufigkeit von Darmkrebs verläuft proportional zum Fleischkonsum.

Ausserdem führt ein Übermass von tierischem Eiweiss zur Speicherung von Eiweissstoffwechselprodukten (Mucopolysacchariden) in den Arterien und zwischen den Zellen der Organe. Damit ist eine Vorraussetzung für die Arteriosklerose geschaffen. Im Gewebe der Organe kommt es durch die Verstopfung durch Mucopolysaccharide zu einer Unterversorgung der Zellen mit Nährstoffen. Professor Wendt konnte in über 40jähriger Forschungsarbeit beweise, dass Eiweiss im Überschuss zu Speicherprodukten führt, die viele verschiedene Krankheiten auslösen können.

ZUCKER UND AUSZUGSMEHL

Alle verarbeiteten Zuckerarten wie weisser und brauner Zucker, Fruchtzucker, Traubenzucker, Sirup, Birnendicksaft, Succanat etc. sind hochkonzentrierte Kohlenhydrate, die zwar teilweise noch Mineralstoffe, aber keine Vitamine und lebenden Enyme mehr enthalten. Im Stoffwechsel verbrauchen Kohlenhydrate aber diese Vitalstoffe, so dass es bei regelmässigem Zuckerverbrauch zu einem chronischen Vitamin- und Enzymmangel kommt. Wenn im Körper dann die Kohlenhydrate nicht mehr abgebaut werden können, werden sie als Fett gespeichert. Der wahre Grund von Übergewicht ist fast immer Vitalstoffmangel. Durch die chronische Stoffwechselstörung kann es zu den verschiedensten Erkrankungen

kommen, z.B. Diabetes, Arteriosklerose, Gallen- und Nierensteine, Paradonthose.
Für alle Auszugsmehlprodukte gilt das gleiche wie für den Zucker. Die langjährigen Erfahrungen in der Praxis von Prof. Yudkin, Dr. Bruker und Dr. Schnitzer zeigen deutlich, dass die Vermeidung der isolierten Kohlenhydrate unerlässlich bei der erfolgreichen Behandlung praktisch aller Krankheiten ist.

KOCHKOST UND KONSERVEN

Bei jeder Erhitzung von Nahrungsmitteln werden Vitamine und Enzyme zerstört und Eiweisse in ihrer Struktur verändert. Gleichzeitig kommt es zur Bildung von neuen, für den Körper artfremden Stoffen. Alleine in einer Kartoffel entstehen nach eigenen Untersuchungen durch den Garungsprozess 467 neue Moleküle. Da der Mensch genetisch auf Rohkost angepasst ist, und eine Anpassung an neue Stoffe sich über hundertausende von Jahren vollzieht, sind diese Moleküle für den menschlichen Organismus giftig. Deshalb reagiert das Immunsystem auf erhitzte Nahrung wie auf einen Giftstoff mit der Bildung von weissen Blutkörperchen. Wenn das Immunsystem gezwungen ist, mehrmals täglich die Nahrung zu entgiften, so bedeutet dies natürlich eine Schwächung der Immunabwehr gegen Krankheitserreger und Umweltgifte.

DIE GÄNGIGSTEN ERNÄHRUNGSMYTHEN

DIE BEDEUTUNG VON KALORIEN

Das Zählen von Kalorien ist völlig überflüssig. Wenn man täglich nur 2000 Kalorien in Form von Fleisch, Zucker und Weissbrot zu sich nimmt, so leidet man zwangsläufig an einer chronischen Stoffwechselstörung und kann neben vielen anderen Krankheiten auch Übergewicht entwickeln. Konsumiert man dagegen 3000 Kalorien in Form von Rohkost, Vollkornprodukten und Hülsenfrüchten, so ist der Stoffwechsel gesund und kann überschüssige Kalorien leicht verbrennen.

DIE ÜBERLEGENHEIT VON TIERISCHEM EIWEISS

Lange Zeit wurde angenommen, dass nur Tiereiweiss alle lebenswichtigen (essentiellen) Aminosäuren enthalte. In Wahrheit enthalten die meisten Nahrungspflanzen ebenfalls alle essentiellen Aminosäuren, so dass die angebliche Überlegenheit von tierischem Eiweiss keinen wissenschaftlichen Hintergrund hat. Ausserdem ist die Struktur des Eiweisses viel wichtiger für den Körper als der Aminosäuregehalt. Dies sind die Ergebnisse langjähriger Untersuchungen an Tieren von Pottenger und Prof. Kollath. Da Tierprodukte fast auschliesslich erhitzt gegessen werden, sind sie keine guten Eiweisslieferanten.

BESSERE VERDAUUNG DURCH KOCHEN

Viele Ärzte behaupten immer noch, gekochte Nahrung könne besser verdaut werden als Rohkost. Wie Forschungen von Dr. Bircher-Benner, Dr. Walker und Dr. Shelton ergeben haben, belastet erhitzte Nahrung das Immunsystem und benötigt zur Verdauung auch viel mehr Zeit als Rohkost. Wenn Verdauungsprobleme bei Rohkost auftreten, so liegt das an einem durch Fehlernährung gestörten Verdauungstrakt. Dieses Problem behebt man natürlich nicht, wenn man die notwendige Rohkost meidet, sondern nur durch eine vollwertige Dauerernährung.

Mit der Pionierleistung von Dr. Bircher-Benner wurde die Heilwirkung der rohen Nahrung erstmals in der medizinischen Praxis bewiesen und seither von allen Ärzten bestätigt, die ihre Therapien auf der Grundlage der Rohkost aufbauten, u.a.: Dr. Ragnar Berg, Dr. Bruker, Prof. Kuhl, Dr. Ralph Bircher, Dr. Liechti von Brasch, David Fastiggi, Prof. Ehret, Dr. Walker, Dr. Schnitzer, Dr. Shelton und viele andere.

Die wahren Ursachen von Krankheiten müssen erst einmal erkannt sein, wenn man eine erfolgreiche Behandlung durchführen will. Es lohnt sich daher, auf die wichtigsten Krankheiten näher einzugehen.

DIE WICHTIGSTEN ERNÄHRUNGSMITBEDINGTEN ZIVILISATIONSKRANKHEITEN

KREBS

Die Ursachen von Krebs sind nach dem letzten Stand der Schulmedizin noch nicht geklärt. In jüngster Zeit forscht man nach Viren, die angeblich krebserregend sind. Die Erbanlagen werden als Hauptfaktor für die Bildung bösartiger Tumore angesehen. Wenn man nun aber weiss, dass die Häufigkeit von Krebs proportional zur verzehrten Fleischmenge eines Volkes verläuft, und wenn man gleichzeitig die grossen Erfolge z.B. der Bircher-Benner Klinik bei Krebs mit einer vegetarischen Rohkosttherapie kennt, dann kann an der Rolle der Fehlernährung beim Krebs nicht mehr gezweifelt werden. Natürlich gibt es noch andere Faktoren, wie z.B. das Rauchen speziell beim Lungenkrebs oder die radioaktive Belastung bei der Leukämie, aber die Ernährung ist eindeutig der wichtigste Faktor. Nach meinen Untersuchungen führen 200 g Fleisch durch die Fäulnisbildung im Darm zur Bildung einer solchen Menge krebserregender Stoffe, wie im Rauch von 19 starken Zigaretten enthalten ist.

"Ich bin zu dem Schluss gekommen, dass von 25 Nationen mit grossem Fleischkosum 19 eine hohe und nur eine einzige eine niedrige Krebsrate hatten. Dagegen wies von 35 Nationen, die wenig oder gar kein Fleisch essen, keine einzige eine hohe Rate auf." (Dr. Russell in seinem Buch "Cancer and other Diseases from Meat Cosumption", 1979, S. 12)

HERZ-KREISLAUFKRANKHEITEN

Eine Studie an zwei amerikanischen Mönchsorden ergaben Folgendes: In dem Orden, in dem Fleischverzehr gestattet war, lag die Herzinfarktrate im Zeitraum von 11 Jahren genau beim amerikanischen Durchschnittsniveau. Bei den vegetarisch lebenden Franziskanern dagegen trat in 11 Jahren kein einziger Herzinfarkt auf. Dabei war bei beiden Orden das Rauchen strikt verboten und der so oft überbewertete Faktor Stress dürfte wohl in einem Kloster ohnehin keine Rolle spielen.

Die Forschungsarbeit von Prof. Wendt entlarvte die Arteriosklerose als Eiweissspeicherkrankheit, verursacht durch ein Übermass an Tiereiweiss in Fleisch, Fisch, Eiern und Milchprodukten. Keines der vegetarisch lebenden Naturvölker kennt den vorzeitigen Herztod. Der chronische Vitalstoffmangel, verursacht durch isolierte Kohlenhydrate (Zucker, Auszugsmehl) ist ein weiterer Faktor, der die Bedingungen für die Entstehung der Arteriosklerose schafft. Das Cholesterin spielt dagegen eine untergeordnete Rolle. Auch bei Veganern, die kein Cholesterin zu sich nehmen, treten Herzinfarkte auf, wenn die Ernährung viele Fabrikprodukte und wenig Rohkost enthält.

Rheumatische Krankheiten

Alle rheumatischen Krankheiten sind ernährungsbedingt. Zu dieser Aussage steht z.B. Dr. Bruker, weil er in jahrzehntelanger Tätigkeit in der Lahnsteinklinik mit einer Ernährungsumstellung bei rheumatischen Krankheiten Heilerfolge erzielen konnte, die durch keine andere Methode je erzielt wurden. Abnutzung des Bewegungsapparates durch hohes Alter oder grosse Belastungen kann es nur geben, wenn Ernährungsfehler den Stoffwechsel im Gewebe der Gelenke, Sehnen, Knochen und Knorpel stören. Die Hunza arbeiten auch noch mit 100 Jahren auf dem Feld und brauchen keine Kortisonsalbe gegen Gelenkschmerzen. Vitalstoffmangel und Eiweisspeicherung sowie ein Überschuss an artfremden, durch Kochen entstandenen Moleküle sind auch bei Gicht, Arthrose, Arthritis, Osteoperose, Ischiasbeschwerden und Muskelrheuma die Ursachen. Heilung dieser Krankheiten ist nur bei vegetarischer Ernährung, am besten bei reiner Rohkost möglich. Auch hier hat die Bircher-Benner Klinik, genau wie andere Kliniken, die nach den gleichen Prinzipien arbeiten, Heilerfolge, die mit schulmedizinischen Methoden unerreichbar sind. Medikamentöse Behandlungen, auch die sanfte Homöopathie, können niemals eine echte Ursachenbehandlung sein. Nur durch Änderungen in der Lebensweise lassen sich Krankheitsursachen beseitigen.

Alzheimersche Krankheit

Die von Alois Alzheimer zu Beginn dieses Jahrhunderts entdeckte Krankheit verbreitet sich in Europa und Nordamerika immer schneller. Spekulationen über die Ursachen der Krankheit haben noch nichts gefruchtet. Der Gehalt von Aluminium in der

Nahrung und im Trinkwasser soll angeblich ein Faktor sein. Dies lässt sich jedoch leicht widerlegen. Die Gebiete mit dem aluminiumreichsten Trinkwasser der Welt sind die Hochebenen von Peru, wo die Alzheimer-Krankheit praktisch unbekannt ist. In Amerika findet man in Gegenden mit aluminiumreichem Trinkwasser weniger Alzheimerfälle als im Durchschnitt.

Bei allen Alzheimer-Kranken treten im Gehirn starke Ablagerungen von Amyloid auf. Amyloid ist ein Abfallprodukt aus einem überlasteten Eiweissstoffwechsel. Auch Alzheimer ist also eindeutig den Eiweissspeicherkrankheiten zuzuordnen.

AIDS

Das Dogma, AIDS werde durch einen Virus verursacht, ist genauso verbreitet wie unsinnig. Rund 10% der AIDS-Patienten weisen überhaupt keinen positiven AIDS-Test auf, haben aber alle Symptome der Krankheit. Der Amerikaner Holub entlarvte die Virus-Theorie als falsch und widersprüchlich und kann bereits einige geheilte Patienten aufweisen. Der Deutsche Duesberg wurde bei seinen Versuchen, die ungeklärten Fragen der Virus-Theorie zu klären, bisher hart bekämpft. Frau Dr. Jensen hat in ihrem hervorragenden Buch "Umweltschaden AIDS" die Rolle der Radioaktivität bei AIDS aufgezeigt. Die Ernährung ist bei der Entstehung von AIDS von viel grösserer Bedeutung als Sexualkontakte oder Bluttransfusionen. Zahlreiche AIDS-Kranke hatten garantiert keine Möglichkeit, sich zu infizieren, haben aber die Krankheit. 90% der AIDS-Kranken wurden als Säuglinge nicht gestillt, sondern gleich mit der Flasche ernährt. Dies sind nur einige Punkte, die mit der Virus-Theorie nicht zu erklären sind. Es lohnt sich, die Bücher von Dr. Jensen oder Peter Duesberg oder das

DIE WICHTIGSTEN ZIVILISATIONSKRANKHEITEN

Magazin "Raum und Zeit" zu lesen, um sich in den verwirrenden Thesen der Schulmedizin zurechtzufinden.

Im Prinzip haben alle Zivilisationskrankheiten die gleichen Ursachen: Unnatürliche Ernährung mit zuviel tierischem Eiweiss, zuviel artfremden Molekülen (die durch Kochen entstehen), zuwenig Vitalstoffen, zuwenig Rohkost, Genussgifte und Drogen wie Alkohol, Kaffee, Tee, Nikotin, Medikamente; Umweltgifte, Radioaktivität, psychische Störungen, Bewegungsmangel.

Nicht verantwortlich für die Entstehung von Zivilisationskrankheiten sind Viren, Bakterien oder Vererbung, es sei denn, die Gene der Eltern wurden durch die oben aufgeführten Faktoren geschädigt. Ein gesunder Organismus kann immer ein Gleichgewicht zwischen allen Mikroben in seinem Körper aufrechterhalten. Viren und Bakterien übernehmen im Stoffwechsel viele lebenswichtige Aufgaben und sind für unsere Gesundheit unersetzlich. Nur in einem kranken Organismus können sich Mikroben krankhaft vermehren. Die Ursache liegt dann aber nicht bei den Mikroben, sondern bei den Faktoren, die das Gleichgewicht des Körpers stören. Es gibt weder "böse" noch "gute" Viren bzw. Bakterien. Sogenannte Krankheitserreger haben wir ständig in unserem Körper. Entscheidend ist die Fähigkeit des Körpers, die Vermehrung dieser Mikroben im Gleichgewicht zu halten. Wird dieses Gleichgewicht durch Fehler in der Lebensführung wie falsche Ernährung, Drogen etc. gestört, so helfen auch Hygiene-Massnahmen oder medikamentöse Bekämpfung der Mikroben nicht.

IST DIE SCHULMEDIZIN MACHTLOS GEGEN ERNÄHRUNGSBEDINGTE KRANKHEITEN?

Die Schulmedizin wird heute oft angegriffen und als unfähig verurteilt, wenn es um den Kampf gegen die Zivilisationskrankheiten geht. Doch stellt man da nicht zu hohe Erwartungen an die Berufsgruppe der Ärzte? Ist es nicht vielmehr die ganze Gesellschaft, die den Rahmen setzt, in dem die Ärzte wirken sollen? Der durchschnittliche Bürger hat viele Jahre durch falsche Ernährung seine Gesundheitskraft abgebaut und will von Gesundheitspflege nichts wissen. Wenn dann aber tatsächlich eine Krankheit eintrifft, geht man zum Arzt und verlangt, dass er das Übel wieder beseitigt. Auf dieser Grundlage hat unsere Gesellschaft den Ärzten die Aufgabe einer Reparaturwerkstatt gegeben. Die Ärzte sollen die Symptome beseitigen, aber sie sollen nichts darüber sagen, wie man leben soll, damit es erst gar keine Krankheiten gibt. Diese Werte, findet man, gehören zum Freiheitsraum jedes einzelnen Menschen. Doch wenn die Reparatur-Aufgabe unmöglich zu lösen ist, wirft man den Ärzten vor, es sei ihr Fehler, dass sie die Zivilisationskrankheiten nicht heilen können. Ist es da nicht Zeit, das Problem von Grund auf zu lösen? Dazu ist es notwendig einzusehen, dass sich die Gesellschaft immer vorbehalten hat, Lebensgewohnheiten und Ernährungsweise nach Lust, Laune und Mode selbst zu bestimmen, ohne nach den Auswirkungen auf die Gesundheit zu fragen. Und die Medizin hat diese Aufgabe so akzeptiert und immer versucht, ihren Auftrag unter Einsatz grösster Mittel in diesem Rahmen zu erfüllen. Ein gutes Beispiel sind Kriege: Fragte man je Ärzte, ob man einen Krieg führen soll oder nicht? Natürlich nicht. Aber man gab den Ärzten den Auftrag, dann zu retten und zu flicken, was zu retten und zu flicken war. Genauso gehen unsere gesellschaftlichen Wertvorstellungen im

IST DIE SCHULMEDIZIN MACHTLOS?

Falle unserer Lebens- und Ernährungsgewohnheiten vor: Erst lebt man so genussreich wie möglich, dann geht man zum Arzt. Nur stellt man jetzt die Medizin vor eine unlösbare Aufgabe. Denn die Zivilisationskrankheiten entstehen aus einer falschen Lebens- und Ernährungsweise und können nur durch deren Änderung zum Verschwinden gebracht werden.

Nun gab es einige beherzte Ärzte, die auf diesen Punkt aufmerksam gemacht haben. Doch dadurch haben sie nicht nur die Wertvorstellungen der Gesellschaft angegriffen, sondern auch den Tätigkeitsbereich eines Arztes überschritten und damit die gesellschaftlich gesetzten Grenzen der ärztlichen Tätigkeit gesprengt. Die der übergeordneten Gesellschaft verantwortlichen Organe der Ärzteschaft mussten solche Revolutionäre ausstossen. Genau das ist z.B. Dr. Bircher-Benner widerfahren. Das ist im Rahmen unserer Gesellschaftswerte unvermeidlich und auch verständlich, auch wenn es für die Volksgesundheit und die Wissenschaft selbst einen peinlichen Rückschritt bedeutete. Doch heute müssen wir uns bewusst werden, dass wir die Zivilisationskrankheiten besiegen müssen - sonst besiegen sie unsere Zivilisation! Die Lösung besteht darin, unsere Lebens- und Ernährungsweise richtigzustellen. Wenn wir wollen, dass unsere Zivilisation überlebt, dann wird es notwendig, zwei Schlussfolgerungen zu ziehen:

Erstens sollte die ernährungsbedingte Entstehungsweise von Krankheiten und ihre Vermeidung eine überragende Bedeutung im Wissen eines Arztes und dadurch natürlich auch im Medizinstudium einnehmen. So würden Ärzte - im Gegensatz zu heute - bestens über Ernährung Bescheid wissen. Und dadurch könnten Ärzte wieder zu echten Heilern werden, weil sie kranke Menschen zu den Grundlagen einer kerngesunden Lebens- und Ernährungsweise führen würden. Man könnte dabei auch so verfahren, dass Ernährungsfachleute zu normalen Mitarbeitern des Arztes werden, und dass diese die Patienten zuerst über eine gesunde Ernährung aufklären würden, wie heute bei vielen Zahnärzten der Patient erst zur Zahnhygienikerin kommt, die erklärt, wie es erst gar nicht zu kranken Zähnen kommt.

Zweitens sollte man die Gesundheits- und Erziehungspolitik so umgestalten können, dass eine gründliche Information und Schulung der Bevölkerung über eine gesunde Lebens- und Ernährungsweise möglich werden. Ernährungslehre in der Grundschule und TV-Kollegs über die Folgen verschiedener Ernährungsweisen wären wirksame Instrumente, um den Gesundheitszustand der gesamten Bevölkerung gründlich zu verbessern.

GLOBALE AUSWIRKUNGEN DER ERNÄHRUNG

Abgesehen von den Einbussen an Lebensqualität des Einzelnen ergeben sich aus dem Gesundheitsverfall der Bevölkerung auch schwere wirtschaftliche Folgen. In der Bundesrepublik entstehen jährlich durch die offiziell als ernährungsbedingt anerkannten Krankheiten Kosten von 43 Milliarden DM (Angaben des Bundesgesundheitsministeriums 1990). Wenn man alle ernährungsbedingten Krankheiten dazurechnet, die offiziell nicht als solche anerkannt werden, so verdoppelt sich dieser Betrag.

Die ganze menschliche Gesellschaft leidet unter den Folgen falscher Ernährung der Menschen; die Tiere und die Natur ebenso. Durch die Zucht von Nutztieren werden Unmengen von Grundnahrungsmitteln verschwendet, da zur Erzeugung von 1 kg Fleisch mindestens 7 kg Getreide und Hülsenfrüchte als Futtermittel notwendig sind. Der gesamte Welthunger liesse sich durch konsequenten Fleischverzicht beseitigen. Ausserdem müssten dann nicht täglich neue Riesenflächen im tropischen Regenwald gerodet werden, um neue Weideflächen zu schaffen. Schliesslich können die Menschen eine solch überragende Gesundheit durch natürliche Ernährung erreichen, dass niemand mehr auf die Idee kommen würde, mit grausamen Tierversuchen neue Medikamente zu entwickeln.

Die Umstellung unserer Ernährungsgewohnheiten ist eine absolute Notwendigkeit, um eine Grundlage für eine positive Entwicklung auf diesem Planeten zu schaffen. Es lohnt sich nicht, die Zukunft zu opfern, damit man in der Gegenwart unüberlegt alles geniessen kann, worauf unser Gaumen Lust hat. Selbst dieses Geniesser-Prinzip führt nicht zu zufriedenen Menschen, weil unser sensorisches System von artfremden Nahrungsmitteln stark geschwächt wird. Dagegen blüht unser Geschmacks- und Geruchssinn bei vegetarischer Ernährung förmlich auf, so dass wir einen Salat mit grösstem Genuss verzehren, weil wir die feinsten Geschmacksnoten intensiv erleben lernen. Mit der Ernährungsweise geht auch eine Abstumpfung oder eine Verfeinerung nicht nur unseres Geschmackssinnes, sondern auch unseres Gefühlslebens einher, und diese Erlebnis-Intensität bestimmt natürlich die gesamte Ausrichtung unserer Kultur. Eine materialistische Kultur geht Hand in Hand mit einem hohen Anteil an tierischen Nahrungsmitteln. Eine vegetarische Lebensweise fördert oder erleichtert auf der anderen Seite die geistige Entwicklung. Das alles sind Zusammenhänge, die man wahrzunehmen beginnt, wenn man der weiteren Entwicklung des Menschen dienen möchte.

DIE KONVENTIONELLE UND DIE GANZHEITLICHE ERNÄHRUNGSLEHRE

Zu der Schulmedizin und der alten Ernährungslehre, die an den Universitäten gelehrt wird, gibt es ein immer stärker anwachsendes Gegengewicht: Die ganzheitliche Ernährungslehre, die aufgrund ihrer Erfolge immer mehr Anhänger gewinnt.

Der entscheidende Unterschied in der Betrachtungsweise zwischen der konventionellen und der neuen, ganzheitlichen Ernährungslehre besteht darin: Die alte Ernährungslehre bestimmt den Wert eines Lebensmittels ausschliesslich durch chemische Analysen, während die ganzheitliche Betrachtung die Wirkung eines Lebensmittels auf den Organismus als entscheidendes Kriterium ansieht. Die Schulmedizin versucht, eine Krankheit durch Erforschung von Details zu erfassen, so dass sich die Ärzte mehr und mehr auf ein Gebiet spezialisieren. Die Ganzheitsmedizin dagegen sieht den Menschen mit seinen Lebensbedingungen als Einheit. Wenn nun ein Teil dieser Einheit erkrankt, so ist es wenig sinnvoll, nur diesen Teil zu behandeln, denn die Ursache für jede Krankheit liegt in einer Funktionsstörung der ganzen Einheit des menschlichen Wesens. Wenn also ein Magengeschwür auftritt, so ist der gesamte Organismus krank. Man kann nicht sagen, nur der Magen sei krank, der übrige Körper sei gesund. Der Magen zeigt die Symptome einer Funktionsstörung des Körpers, während sich in den anderen Organen momentan keine Symptome zeigen.

Alle Teile des Körpers beeinflussen sich gegenseitig. Der Magen könnte ohne das Herz nicht funktionieren, das Herz nicht ohne die Lunge usw. Wenn man versucht, eine Krankheit zu verstehen und zu besiegen, indem man den Körper zerlegt und die grossen Zusammenhänge übersieht, wird man zwangsläufig erfolglos bleiben.

Die Empfehlungen der *konventionellen Ernährungslehre* lassen sich unter folgenden Punkten zusammenfassen:

- "kalorienbewusst" essen, d. h. kalorienreiche Speisen seltener verzehren
- tierisches Eiweiss essen, da es angeblich höherwertig sei als pflanzliches
- abwechslungsreich essen
- wenig Fett und Cholesterin
- viel Flüssigkeit trinken (bis zu 2 Liter pro Tag)
- mehrere kleine Mahlzeiten über den Tag verteilt essen
- reichhaltig frühstücken

Dazu als Gegenüberstellung die Empfehlungen der *ganzheitlichen Ernährungslehre:*

- Vermeidung von Fabriknahrungsmitteln wie Zucker, Auszugsmehl etc.
- Bevorzugung naturbelassener Produkte aus biologischem Anbau
- Rohkost als Basis der täglichen Ernährung
- Rohkost zu Beginn jeder Mahlzeit
- keine Beachtung des Kaloriengehaltes
- Vermeidung von Fleisch und Fisch
- Einschränkung der Milchprodukte
- Vermeidung von Alkohol, Kaffee, Schwarztee
- Trinkmenge richtet sich nach Durst

Auf diese Empfehlungen haben sich die verschiedensten wissenschaftlichen Richtungen der ganzheitlichen Ernährungslehre (z.B.

Natural Hygiene, GGB, Bircher-Stiftung) geeinigt, auch wenn sie sich in anderen Punkten unterscheiden.

Diese Empfehlungen entsprechen der Lebensweise einiger Naturvölker. Der traumhafte Gesundheitszustand dieser Völker ist ein guter Beweis für die Richtigkeit der ganzheitlichen Ernährungsempfehlungen.

DAS BEISPIEL DER NATURVÖLKER

DAS HUNZAVOLK

Die Hunza leben im Norden Pakistans, im Karakorum-Gebirge. Forscher, die in ihre abgelegenen Täler gelangten, stellten immer wieder erstaunt fest, dass dieses Volk wirklich keine Krankheit kennt. Gabriel G. Marn gibt in seinem eindrucksvollen Buch "Hunza" (Ost-West-Verlag) eine Schilderung der Lebensumstände der Hunza. Auch er stellte bei seinen Besuchen fest, dass die Menschen dort wirklich gesund sind. Nicht einmal Karies, die am weitesten verbreitete Zivilisationskrankheit, trifft man im Hunzaland an. Die Lebenserwartung liegt im Durchschnitt bei über 90 Jahren, aber was viel bemerkenswerter ist, ist die Tatsache, dass auch die 90- oder 100jährigen Hunza noch das gleiche Arbeitspensum absolvieren wie junge Menschen. Einen Ruhestand gibt es nicht, er ist aufgrund der überragenden Gesundheit und Leistungsfähigkeit der alten Menschen auch gar nicht notwendig. Ein englischer Wissenschaftler versuchte einmal, einem über 100jährigen Hunza zu erklären, was ein Altersheim ist. Der alte Mann konnte nicht begreifen, dass es solche Dinge geben kann und sagte: "Wie

gut, dass wir hier keine Zivilisation haben". Dann trug er eine Zentnerlast ins Nachbardorf.
Die Ernährung der Hunza besteht hauptsächlich aus Vollgetreide, Hülsenfrüchten, Gemüse und Obst. Die Lebensmittel werden natürlich ohne Kunstdünger angebaut und nur wenig verarbeitet. Tierisches Eiweiss kommt in der Ernährung nicht vor. Wenn die These der Schulmedizin zuträfe, dass der Mensch, besonders das Kleinkind, Milch und Fleisch oder Fisch zu seiner Entwicklung benötigt, so müssten die Hunzakinder unterentwickelt, anämisch und magersüchtig sein. Das Gegenteil ist der Fall. Weder die degenerativen Zivilisationskrankheiten noch Kinderkrankheiten treten bei den Hunza auf.

DIE TARAHUMARA

Im Nordwesten Mexikos leben die Tarahumara-Indios, das physisch eindrucksvollste Volk der Erde. Für einen Tarahumara gehört es zum Alltag, 100 Kilometer oder mehr mit schweren Lasten zurückzulegen. Schon Kinder, aber auch alte Menschen laufen ohne Pause mühelos Dutzende von Kilometern in Höhen über 2000 m. Bei den häufig abgehaltenen Fussballspielen werden in 30 - 40 pausenlos durchgespielten Stunden Entfernungen bis zu 300 km zurückgelegt. Auch die Tarahumara-Indios blieben bis vor kurzem von schweren Zivilisationskrankheiten völlig verschont. Die Lebenserwartung liegt bei etwa 90 Jahren.
Wie die Hunza ernähren sich auch die Tarahumara ohne Tierprodukte. Den Hauptteil der täglichen Kost bilden Mais und Bohnen, dazu kommen Beeren, Früchte und Wildgemüse. Nach westlichen Massstäben müssten alle Tarahumara längst verhungert sein, denn ihre Kalorienaufnahme beträgt pro Tag nur 1500 kcal. Angesichts der grossen körperlichen Leistungen ist das nach der

klassischen Kalorienlehre, nach der ein Erwachsener schon im Ruhezustand täglich 1800 Kalorien benötigt, viel zu wenig. Da es bei den Tarahumara aber weder Krankheiten noch Hungertod gibt, scheint die Nahrung dieses Volkes einen besonderen Reichtum zu enthalten.

DIE BATATENESSER

Auf Neuguinea lebt ein Volk, das wohl die einseitigste Ernährung der Welt aufzuweisen hat. Die Batatenesser leben nämlich zu 90% von Süsskartoffeln (Bataten). Manchmal gibt es wochenlang nichts anderes. Dabei sind diese Eingeborenen mit ihrer Ernährung sehr zufrieden und haben gar kein Interesse an grosser Abwechslung. Zivilisationskrankheiten sind auch bei diesem Volk unbekannt. Besonders interessant ist die Tatsache, dass im Stuhlgang der Batatenesser täglich 15-20 g Eiweiss ausgeschieden werden, die Nahrung aber kaum 10 g Eiweiss enthält. Durch ein besonderes Darmbakterium, das Clostridium perfringens C, können diese medizinischen Wunder ihren gesamten Eiweissbedarf (auch die sogenannten essentiellen Aminosäuren) durch Eigenproduktion decken. Bei der Ernährung zivilisierter Völker ist das nicht möglich.

2

DIE LEBENDEN MAKROMOLEKÜLE (LM)

Licht ist die wirkliche Nahrung.

— Sri Chinmoy

AUF DER SUCHE NACH DEM LEBENSFAKTOR

Seit der Entdeckung der Vitamine wurde zumeist versucht, die Wertigkeit der Nahrung durch den Gehalt an chemisch wirksamen Substanzen (Vitamine, Mineralstoffe, Spurenelemente, Eiweiss, Kohlenhydrate, Fett) zu bestimmen. In der neuen Ernährungslehre, die mit der Pionierleistung von Bircher-Benner eingeleitet wurde, bezeichnet man die lebenswichtigen Mikronährstoffe wie Vitamine, Enzyme, Mineralstoffe und Spurenelemente als Vitalstoffe. Die Vertreter der Vollwerternährung ahnten oder wussten auch bereits, dass es einen noch nicht identifizierten Stoff geben muss, der für die Lebendigkeit eines Lebensmittels von grosser Bedeutung ist. Die Beobachtungen an den Naturvölkern zeigen deutlich: Die chemische Zusammensetzung der Lebensmittel ist von zweitrangiger Bedeutung. Die beschriebenen Völker ernähren sich nach chemischen Gesichtspunkten mangelhaft, einige Vitamine fehlen ihnen fast völlig. Ausserdem unterscheiden sich die Ernährungsgewohnheiten der Tarahumara und Hunza von denen der Batatenesser von der chemischen Zusammensetzung her ganz erheblich. Alle drei Völker weisen aber den gleichen überragenden Gesundheitszustand auf.

Ein weiteres Phänomen beweist deutlich, dass es einen wichtigeren Aspekt für die Wertigkeit von Lebensmitteln gibt als die chemische Zusammensetzung. Wenn z.B. ein Getreidekorn nur einer minimalen Dosis radioaktiver Strahlung ausgesetzt wird, so hat es immer noch exakt die gleiche stoffliche Zusammensetzung. Vom chemischen Standpunkt aus hat sich nichts verändert. Das Korn hat aber seine Keimfähigkeit, d.h. seine Lebendigkeit verloren. Die Lebendigkeit ist bewiesenermassen der entscheidende Aspekt bei der Wertigkeit von Lebensmitteln. Die Tatsache, dass man diese Lebendigkeit ohne eine Veränderung der chemischen Zusammensetzung zerstören kann, zeigt, dass es einen Lebensfaktor geben muss, der den chemisch wirksamen Substanzen übergeordnet ist.

Durch physikalische Untersuchungen kann man in jedem Lebensmittel eine grosse Aktivität von Lichtteilchen (Photonen) nachweisen. Prof. Popp konnte beweisen, dass die Photonenaktivität umso grösser ist, je naturbelassener ein Lebensmittel ist. Ein Apfel aus biologischem Anbau weist eine viel höhere Photonenaktivität auf als ein konventionell angebauter Apfel. Wie bedeutend ist nun diese Photonenaktivität?

Der sogenannte photoelektrische Effekt ist ein physikalischer Vorgang, der in jeder Materie stattfindet. Sichtbar wird diese Erscheinung bei fluoreszierenden Stoffen. Der Stoff absorbiert bei Helligkeit Photonen und gibt sie in der Dunkelheit wieder ab. Die Photonen werden von den Elektronen, die ein Bestandteil jedes Atoms sind, geschluckt. Dadurch haben die Elektronen mehr Energie. Nach einiger Zeit geben die Elektronen die zusätzliche Energie wieder in Form eines Photons ab.

Die sensationelle Entdeckung in Bezug auf die Ernährung war folgende: Dieser oben beschriebene Vorgang wird von bestimmten Molekülen gezielt ausgeführt.

Diesen Vorgang nennt man Photonenresonanz. Diese Moleküle sind nichts anderes als die kleinsten Träger des Lebens, aus denen sich im Laufe der Evolution Zellen entwickelt haben. Ihre Bezeichnung lautet daher Lebende Makromoleküle (LM). Die Bedeutung dieser Moleküle für das Leben einer Zelle ist weitaus grösser als die aller anderen Substanzen. Zu den LM gehört die DNS, Träger der Erbinformation, alle anderen Ribonukleinsäuren, Viren und Viroide, Bakteriophagen und bestimmte Spaltprodukte von Bakterien, das Chlorophyll der Pflanzen und Algen und viele andere Formen. Insgesamt gibt es 7,5 Millionen verschiedener LM, daher ist es wenig sinnvoll, sie erfassen und katalogisieren zu wollen. Wichtig ist die Bedeutung der LM und die sich daraus ergebende Betrachtungsweise bezüglich der Ernährung.

DIE ROLLE DER LM IM KÖRPER

Allein als Träger der Erbinformation haben die DNS-Moleküle überragende Bedeutung. Ob sich eine Zelle gesund und funktionsfähig entwickelt oder zu einer Tumorzelle wird, hängt von der Funktion der DNS und anderer Lebender Makromoleküle ab. Bei jeder einzelnen Zellteilung muss die Arbeit der LM bis ins kleinste Detail funktionieren. Die Herstellung von körpereigenem Eiweiss wird von verschiedenen Ribonukleinsäuren gesteuert, die alle zu den LM gehören. Bisher konnte nie richtig erklärt werden, woher ein Molekül in einer Zelle "weiss", was es zu tun hat. In jeder Zelle in Ihrem Körper finden in jedem Moment während Sie dieses Buch lesen, Tausende von biochemischen Reaktionen statt. Bei den unzähligen verschiedenen Stoffen, die in der Zellflüssigkeit herumschwimmen, grenzt es an ein Wunder, dass diese Reaktionen so stattfinden können, dass es für den Organismus richtig und nutzbringend ist. Es ist ganz offensichtlich, dass es hier ein übergeordnetes Element geben muss, das für die Steuerung und Koordination der komplizierten Vorgänge verantwortlich ist. Dieses Element ist nun identifiziert: Es sind die Lebenden Makromoleküe.

Ob ein Kind im Wachstum gesundes Gewebe aufbaut, hängt in erster Linie von einer ausreichenden Menge funktionsfähiger LM ab. Aufbauend auf den Erkenntnissen von Ostertag und Dr. Walker konnte ich in sechsjähriger Forschungsarbeit folgende Schlüsse ziehen: Alle Funktionen des Immunsystems werden von LM gesteuert. Die Anpassung des Immunsystems an neue Krankheitserreger und der Schutz des Körpers vor Umweltgiften sind Vorgänge, die umso besser ablaufen, je mehr LM zur Verfügung stehen. Zur Reifung gesunder weisser Blutkörperchen in der Thymusdrüse sind die LM der entscheidende Faktor. Wenn ein LM-Mangel herrscht, kann es zur Bildung krankhafter Blutkörperchen, im schlimmsten Fall sogar zu Leukämie kommen.

Ein Organismus, der ausreichend LM zur Verfügung hat, kennt keine Infektionskrankheiten mehr. Viren und Bakterien sind nicht die bösen Feinde unserer Gesundheit, sondern im Gegenteil lebensnotwendig. Ohne die Hilfe von Bakterien und Viren wäre Ihr Körper völlig unterversorgt mit Enzymen und Vitaminen, die Verdauung würde nicht funktionieren etc. Ein gesunder Organismus sorgt für ein Gleichgewicht zwischen seinen Mikroben. Wenn der gesamte Stoffwechsel aber an chronischem LM-Mangel leidet, so zerfällt die Ordnung im Körper, und einige Viren oder Bakterien können sich unnatürlich stark vermehren. So und nicht nicht anders entstehen Infektionskrankheiten. Die Ursache liegt niemals in der Existenz der Viren oder Bakterien selbst, sondern in dem geschwächten Organismus, der seinen Mikrobenhaushalt nicht mehr kontrollieren kann. Anstatt jetzt auf die armen Viren und Bakterien mit Antibiotika loszugehen, sollte man besser dem Organismus eine Chance geben, gesund zu werden. Und dazu braucht er in erster Linie genügend LM.

Wenn eine erhöhte Belastung des Organismus (Arbeit, Sport, Schwangerschaft, Umweltverschmutzung) einen veränderten Stoffwechsel notwendig macht, müssen die LM diese Stoffwechseländerung bewirken, indem sie regulierend in den Stoffwechsel eingreifen. Der Hormonhaushalt, das vegetative Nervensystem, die Funktionen aller Organe und Drüsen sind vom Steuerungsmechanismus der lebenden Makromoleküle abhängig.

DIE LEBENDEN MAKROMOLEKÜLE

Wenn die LM im Körper nicht ausreichen, um alle ihre Aufgaben zu erfüllen, werden zunächst die weniger wichtigen Stoffwechselvorgänge vernachlässigt. Die ersten Anzeichen von LM-Mangel treten dann bald auf: regelmässige Kopfschmerzen, Migräne, Erkältungen, Morgenmüdigkeit, Hautunreinheiten, Gewichtsprobleme. All diese Symptome, die das Leben nicht gerade angenehmer machen, verschwinden bei reichlicher LM-Zufuhr.

Enthält die Nahrung ausreichend LM, so kann es nie wieder Übergewicht, aber auch keine Unterernährung mehr geben. Wenn die Nahrung einen grossen kalorischen Überschuss enthält, so kann sich ein gesunder Stoffwechsel daran anpassen und entsprechend mehr Kalorien verbrennen. So lässt sich auch die Tatsache erklären, dass Nomadenstämme in Somalia mit einer Kalorienzufuhr von ca. 10 000 kcal täglich in Form von fettreicher Kamelmilch kein Übergewicht haben. Die Kamele wachsen wie wilde Tiere auf und werden nicht gezüchtet oder artfremd ernährt. Ihre Milch enthält rund 20mal mehr LM als unsere heutige Kuhmilch. Bei lebendiger, LM-reicher Ernährung ist jegliches Kalorienzählen überflüssig. Muss der Körper dagegen mit wenig Nahrung auskommen, die aber sehr LM-reich ist, so erfolgt eine Anpassung und Ökonomisierung der Stoffwechsellage. Erscheinungen von Unterernährung können dann nicht mehr auftreten. Anstelle von Milchpulver und anderer wertloser, weil zur Problemlösung ungeeigneter Nahrung sollte man lieber LM-reiche Lebensmittel in die Hungergebiete bringen.

Die Kamelmilchnahrung der Nomaden müsste theoretisch zu einem chronischen Vitamin C-Mangel führen, da dieses Vitamin in Kamelmilch praktisch nicht vorkommt. Die Nomaden leiden aber weder an Skorbut noch an anderen Mangelerscheinungen. Der hohe LM-Gehalt kann also auch hier eine Unausgewogenheit der Nahrung kompensieren.

Eine gute LM-Versorgung ermöglicht es dem Körper, eine völlig neue Stufe von Gesundheit zu erreichen. Die alltäglichen kleinen Beschwerden - Kopfschmerzen, Schlafstörungen, Jetlag, Unwohlsein etc. - fallen weg. In der Natur kann es sich kein Tier leisten, andauernd durch solche Erscheinungen geschwächt zu sein. Eine Art, die nicht konstant gesund und leistungsfähig ist, würde schnell verdrängt werden und aussterben. Nur der Mensch kann es sich aufgrund seiner Intelligenz überhaupt leisten, gegen die Naturgesetze zu verstossen und seine Gesundheit zu ruinieren, aber es gibt überhaupt keinen Grund, sich damit abzufinden. Kaffee als Muntermacher oder Schmerzmittel sind keine Lösung. Eine gute Versorgung mit LM dagegen ermöglicht die Erweckung der Selbstheilungskräfte im Organismus, die eine Gesundheit ohne Einschränkung bewirken können.

DIE WISSENSCHAFTLICHE FORSCHUNG DER ZUKUNFT

Um die wichtige Aufgabe der Erforschung der lebenden Makromoleküle voranzutreiben, wurde in Mannheim das Institut für Ganzheitstherapie und Lebende Makromoleküle (IGT-LM e.V.) gegründet. In diesem Institut werden die Wirkungen der LM im Körper erforscht. Das Institut koordiniert LM-Forschungen und sammelt die Ergebnisse. Anhand dieser Forschungsergebnisse können neuartige Therapien gegen die Zivilisationskrankheiten entwickelt werden. Ausserdem werden genaue Untersuchungen des LM-Gehaltes von Lebensmitteln aller Art durchgeführt.

Die Forschungsarbeit dieses Institutes baut auf folgenden bisher gesicherten Erkenntnissen auf:

Die lebenden Makromoleküle sind bei weitem der wichtigste Bestandteil in der Ernährung, da der menschliche Organismus die meisten LM nicht selbst produzieren kann. Selbst wenn alle anderen Stoffe wie Vitamine, Mineralstoffe etc. in optimalen Mengen vorhanden sind, ist es für den Körper unmöglich, einen Mangel an LM auszugleichen. Umgekehrt kann aber ein Mangel an Vitaminen oder auch eine kalorische Unterernährung ebenso wie eine Überernährung dann ohne Gesundheitsschäden kompensiert werden, wenn die Nahrung reich an lebenden Makromolekülen ist. Das erklärt auch, weshalb Naturvölker mit einer Unterversorgung an einigen Vitalstoffen dennoch gesund und sogar überragend leistungsfähig sein können. Ihre Lebensmittel sind immer sehr LM-reich, ganz im Gegensatz zu den Grundnahrungsmitteln zivilisierter Völker.

Das bedeutet also: Vergessen Sie das Kalorienzählen, die Lebendigkeit der Lebensmittel ist der einzig entscheidende Faktor.

Sind unsere Lebensmittel weniger LM-haltig als die der Naturvölker? Allerdings. Dass hochindustriell verarbeitete Produkte wie Auszugsmehlgebäck, weisser Reis, Konserven, Zucker etc. praktisch keine LM mehr enthalten, dürfte nicht überraschen. Aber auch Obst, Gemüse und Vollkornwaren, die Eckpfeiler der Vollwertkost, sind nicht mehr das, was sie einmal waren. Dies hängt in erster Linie mit den heutigen Züchtungs- und Anbaumethoden zusammen. Durch Überzüchtung und künstliche Düngung wird das harmonische Pflanzengefüge zerstört. Die nur noch auf hohen Ertrag getrimmten Nutzpflanzen lassen sich durchaus mit einem gedopten Athleten vergleichen, der zwar Höchstleistungen (hohe Erträge) bringen kann, aber dabei seine Gesundheit ruiniert. Die bessere Alternative ist natürlich der biologische Anbau, aber da die Samen, die im Bio-Anbau verwendet werden, meistens aus überzüchteten Vorgenerationen stammen und ausserdem die meisten Böden schon stark geschädigt sind, ist auch der biologische Anbau nicht so gut wie das wilde, unbeeinflusste Wachstum der

Pflanzen, von denen die Naturvölker ihre Nahrung beziehen. Dies sind keine Spekulationen, sondern messbare Tatsachen.

Den Gehalt an LM in einem Lebensmittel kann man am besten messen, indem man den Energiebetrag der Photonenresonanz bestimmt. Die Einheit dieser Messmethode ist v.u.(vital union). Beim Vergleich von wildgewachsenen, biologischen und konventionellen Lebensmitteln erhält man immer folgendes Ergebnis: Wildgewachsene Pflanzen' enthalten zwölfmal mehr LM als konventionell angebaute, und noch zweimal mehr LM als die entsprechenden biologisch angebauten pflanzlichen Lebensmittel. Dieses Verhältnis von 12:6:1 trifft mit kleinen Abweichungen auf alle Früchte, Gemüse, Getreide und Hülsenfrüchte zu.

Fleisch, Fisch und Eier sind natürlicherweise sehr LM-arm, nicht nur wegen der Praktiken der heutigen Tierhaltung. Wenn ein Tier stirbt, sterben sofort alle Zellen des Tieres. Wenn der Zelltod eintritt, werden die Lyosomenorganellen aktiv, die alle hochmolekularen Stoffe, also vor allem die LM, abbauen, damit das Zellmaterial dann von Mikroorganismen weiter zersetzt werden kann. Schon nach wenigen Stunden hat sich daher der LM-Gehalt in Fleisch, Fisch oder Eiern um 50 % verringert. Das im Handel erhältliche Fleisch hat kaum mehr 1% seines ursprünglichen LM-Gehaltes. Dieses Ergebnis erhielt ich bei allen Untersuchungen von Kadaverprodukten.

Auch die Milchprodukte stehen nicht viel besser da. Durch die Züchtung der Hochleistungsmilchkuh hat sich zwar der Milchertrag pro Kuh vervielfacht, im gleichen Masse hat aber der LM-Gehalt der Milch abgenommen. Die Milch von wildlebenden Büffeln oder Kamelen weist eine 20 mal grössere LM-Konzentration als gewöhnliche Kuhmilch auf. Die biologische Viehhaltung erzielt zwar den doppelten LM-Gehalt von konventioneller Kuhmilch, aber auch diese Milch und ihre Produkte sollten nicht als Grundnahrungsmittel, sondern allenfalls in kleinen Mengen konsumiert werden.

Eine Frucht, ein Sonnenblumenkern, eine Soyabohne oder ein Hirsekorn können im Gegensatz zur Tierzelle noch lange Zeit nach dem Tod der gesamten Pflanze weiterleben. Wenn Samen richtig gelagert werden, können sie jahrzehntelang ihre Keimfähigkeit beibehalten, nachdem die Mutterpflanze längst zu Staub geworden ist. Bei richtiger Lagerung bleibt also der LM-Gehalt erhalten.

Wenn dann Getreide z.B. zu Brot verarbeitet wird, sterben nicht nur die Zellen ab, sondern durch den Backvorgang werden auch die Lyosomenorganellen abgebaut. Da die LM durch Hitze nicht zerstört werden, bleiben in verarbeiteten pflanzlichen Lebensmitteln die LM der Ausgangszutaten praktisch vollkommen erhalten. Wichtig ist dabei, dass z.B. Vollkornmehl direkt vor dem Backen gemahlen wird. Lange Lagerzeiten verringern den LM-Gehalt erheblich.

Die LM sind in den Nahrungspflanzen vor allem in den Teilen enthalten, die für die lebenswichtigen Stoffwechselvorgänge in der Pflanze verantwortlich sind, z.B. in den grünen Blättern, in Keimen des Getreidekorns, in Wurzelspitzen, in der Schale von Früchten, in allen Samen. Man sollte nun nicht den Getreidekeim vom übrigen Korn trennen, aber es ist wichtig, dass man alle essbaren Teile verwendet, also die Kartoffel mit Schale, den Apfel mit Gehäuse etc.

DER ERHÖHTE LM-BEDARF

Der Umstieg auf eine vegetarische Vollwerternährung ist der erste Schritt, um dem Mangel an LM vorzubeugen bzw. ihm entgegenzuwirken. Dabei sollten nach Möglichkeit Lebensmittel verwendet werden, die biologisch angebaut sind. Der Anteil an

Rohkost sollte etwa die Hälfte der Gesamtnahrung ausmachen. Interessanterweise essen die Naturvölker relativ wenig Rohkost. Der LM-Reichtum ihrer Nahrung scheint diesen Nachteil völlig kompensieren zu können. Die LM werden durch Erhitzung nicht zerstört, sondern nur in ihrer Aktivität etwas eingeschränkt, können aber im menschlichen Organismus wieder völlig reaktiviert werden. Für zivilisierte Länder gelten aber andere Masstäbe; die Rohkost muss in jedem Fall die Basis der täglichen Ernährung bilden. In Gebieten, in denen wildgewachsene Lebensmittel zur Verfügung stehen, kann durch die höhere Qualität ein geringerer Rohkostanteil in Kauf genommen werden.

Eine solche Ernährungsform ist natürlich im Vergleich zur durchschnittlichen Zivilisationsernährung ein grosser Fortschritt. Dennoch lässt sich der optimale Gesundheitszustand, d.h. das völlige Ausbleiben von Krankheiten und grosse Leistungsfähigkeit auch mit der Vollwertkost nicht ganz erreichen. Dies liegt zum einen daran, dass die LM-Konzentration auch in dieser Ernährungsform nicht optimal ist, nämlich nur höchstens halb so hoch wie in der Nahrung der Naturvölker. Eigentlich müsste bei einem entsprechenden Rohkostanteil dieser Mangel soweit kompensiert werden, dass die Unterschiede nur noch minimal bemerkbar sind. Im Vergleich zu den Naturvölkern schneiden aber die Vollwertkost-Anhänger in punkto Alterserscheinungen, Leistungsfähigkeit und auch bei der Anfälligkeit für manche Krankheiten erheblich schlechter ab.

All dies ist eine Folge von Lebensumständen, die auf den ersten Blick mit der Ernährung wenig zu tun haben. Man weiss heute, dass die allgemeine Umweltverschmutzung ein erhebliches Gesundheitsrisiko mit sich bringt. Der gefährlichste Faktor ist dabei eindeutig die zunehmende Belastung durch Radioaktivität. Sogenannte Grenzwerte werden absurderweise aus wirtschaftlichen

Gesichtspunkten festgelegt. Die Zunahme vieler Krankheiten (AIDS, Leukämie, Krebs, MS, Muskelschwund u.a.) in Gebieten mit erhöhter Radioaktivität ist ein deutlicher Hinweis. Nach Dr. Jensen ist die Radioaktivität sogar der Hauptauslöser für die Entstehung von AIDS. Generell sind wir alle durch radioaktive Strahlen und Mikrowellen so stark belastet, dass es eines besonderen Schutzes bedarf, um Schäden zu entgehen.

Die Strahlenbelastung stört vor allem die Photonenresonanz in den lebenden Makromolekülen des Körpers. Dadurch entstehen z.B. in der DNS, also im Erbgut, Strukturveränderungen, die katastrophale Folgen haben (u.a. Bildung von Tumorzellen), wenn sie nicht korrigiert werden. Die Reparatur solcher Veränderungen wird von LM gesteuert und zum Teil auch ausgeführt. Normalerweise kommt es alle zwei Stunden in irgendeiner Zelle im Körper zu einer potentiell gefährlichen Veränderung der DNS. In dieser Häufigkeit kann das Reparatursystem der Zellen alle Fehler problemlos korrigieren. Bei einer Erhöhung der Strahlenbelastung von nur 15 % in Form von radioaktiven Strahlen oder Mikrowellen kann sich die Häufigkeit der Schädigungen am Erbgut verdoppeln. Jeder gewöhnliche Mikrowellenherd kann im Umkreis von einigen hundert Metern eine solche Belastung erzeugen. Mikrowellenherde sind keineswegs harmlose Küchengeräte, sondern Erzeuger von gefährlichen Wellen, die mit der Atomstrahlung gleichzusetzten sind. Die Nähe von Atomkraftwerken ist ein ebenso grosser Risikofaktor. Statistiken ergeben, dass Kinder, die in der Umgebung von Reaktoren wohnen (wozu auch die Forschungsreaktoren von Instituten zählen), viermal häufiger an Leukämie erkranken als im Durchschnitt. In Familien, die regelmässig einen Mikrowellenherd benutzen, erkranken die Kinder im Vergleich zum Durchschnitt dreimal häufiger an Leukämie und anderen Krebsarten.

Lagerstätten von Atommüll bergen ein ähnlich grosses Gesundheitsrisiko.

Auf solche Faktoren kann man praktisch keinen Einfluss nehmen. Selbst wenn man auf eine abgelegene Insel flüchtet, ist man vor Strahlenbelastung nicht geschützt. Auch auf Hawaii gibt es bereits grosse Folgeschäden durch Radioaktivität.

Auch andere Belastungen vermehren die Zellschädigungen. Wer täglich mehrere Stunden an einem Computer oder an einer elektrischen Schreibmaschine arbeitet, ist grossen Mengen von Ozon ausgesetzt. Dadurch bilden sich im Blut freie Radikale, elektrisch geladene Teilchen, die den Zellen, mit denen sie in Kontakt kommen, schweren Schaden zufügen. Ozon tritt auch immer häufiger in hohen Konzentrationen in der Luft auf, was durch die allgemeine Luftverschmutzung bedingt ist.

Alle diese Umweltfaktoren führen dazu, dass unsere Regenerationsfähigkeit allgemein, und die Reparaturfähigkeit von Schäden am Erbgut besonders, auf extreme Weise belastet werden. Da die LM das Steuerungselement für diese Regenerationsvorgänge sind, entsteht ein erhöhter Bedarf an LM. Selbst mit einer vegetarischen Vollwerternährung lässt sich dieser Bedarf nicht richtig decken. Die Folgen: Wir altern schneller, als es von Natur aus nötig wäre, manche Krankheiten sind auch durch Umstellung auf gesunde Ernährung nicht mehr zu heilen, unsere Leistungsfähigkeit ist grossen Schwankungen unterworfen. Wir brauchen mehr LM als je zuvor.

Wir können nicht mehr ganz zurück zur Natur und von wildgewachsener Nahrung leben. Die Umweltbelastungen lassen sich auch nicht einfach abstellen. Ständig versuchen Wissenschaftler einen Jungbrunnen zu finden, eine Wundermedizin, mit der die negativen Folgen unserer Lebensweise ausgeschaltet werden. Die

Einnahme von Vitaminen wurde lange Zeit für eine Patentlösung gehalten, dann waren es die Mineralstoffe, seit neuestem versucht man mit Enzymen und Aminosäuren in Kapseln und Tabletten, die verlorene Gesundheit wiederzufinden. Da alle diese Supplemente nur eine begrenzte chemische Wirkung haben, sind sie nur als Medikament bei bestimmten Krankheiten wirkungsvoll. Ansonsten bringen sie eher den Stoffwechsel durcheinander, anstatt den Gesundheitszustand zu verbessern.

Die dringend benötigte Ergänzung zur Vollwerternährung sind lebende Makromoleküle in konzentrierter Form. Wenn wir mehr LM aufnehmen können, sind wir auch den Umweltbelastungen gewachsen. Die Naturvölker, die in Hochgebirgen leben, sind teilweise noch viel höheren Strahlungsdosen ausgesetzt als ein Mitteleuropäer. Durch die LM-reiche Nahrung halten sie jedoch ihren überragenden Gesundheitszustand.

Nach jahrelanger Forschungsarbeit ist es nun gelungen, ein Verfahren zu finden, mit dem lebende Makromoleküle in unglaublich hohen Konzentrationen produziert werden können. Dieses Verfahren wurde für die Herstellung eines völlig neuartigen Lebens- und Heilmittels angewandt, mit dem die vollständige Gesundheit, die Heilung bisher unheilbarar Krankheiten und die bestmögliche körperliche und geistige Leistungsfähigkeit auch in der zivilisierten Welt erreicht werden kann. Es handelt sich in der Tat um eine Gesundheitsrevolution.

3

OJAS, EIN NEUARTIGES LEBENSMITTEL

*Lasst Eure Nahrungsmittel Eure Heilmittel sein,
und Eure Heilmittel Eure Nahrungsmittel.*

- Hippokrates

WAS IST OJAS?

Ojas lautet der Name für das neuartige Produkt, das mehr lebende Makromoleküle enthält als irgendein anderes Lebensmittel. "Ojas" (Aussprache: Odschas) ist ein Sanskritwort und bedeutet soviel wie Lebenskraft und Licht. Die Zutaten des Ojas sind wildgewachsene und biologisch angebaute Lebensmittel: Wildkräuter, Äpfel, Honig, gekeimte Sojabohnen, Hefe. Die Besonderheit beim Ojas ist das einzigartige Herstellungsverfahren, bei dem aus unbelebten Molekülen mit Hilfe von Mikroorganismen lebende Makromoleküle hergestellt werden - solange, bis alle unbelebten Moleküle, die potentiell in lebende Makromoleküle umgewandelt werden können, auch tatsächlich zu solchen geworden sind. Der LM-Gehalt von Ojas ist so gross, dass kein anderes Lebens- oder Heilmittel auch nur im Entferntesten an seine Wirkung heranreichen kann. Zum Vergleich der LM-Gehalt von Ojas und anderen LM-reichen Lebensmitteln, gemessen in v.u. (vital union):

Weizen (ganzes Korn)	1100 v.u.
Naturreis	1070 v.u.
Sonnenblumenkerne	1140 v.u.
Vollkornbrot (biologisch)	570 v.u.
Äpfel (biologisch)	585 v.u.
(Äpfel (konventionell)	89 v.u.)
biol. Tofu aus ganzen Soyabohnen	ca. 500 v.u.
(Soyaprodukte aus Isolaten	bis ca. 50 v.u.)
Kombucha	1100 v.u.
Hefeflocken	1200 v.u.
Kichererbsen	1640 v.u.
Löwenzahn (wild)	1850 v.u.
Pinienkerne (wild)	2130 v.u.

Falls nicht anders angegeben, stammen die aufgeführten Lebensmittel aus biologischem Anbau. Der höchste LM-Gehalt, den man bei einem Lebensmittel nachweisen kann, liegt bei 2400 v.u. (gekeimte Kichererbsen). Für Früchte und Gemüse aus biologischem Anbau sind Werte von 400 - 800 v.u. normal. Ojas sprengt diese Dimensionen mit einem LM-Gehalt von:

18 000 v.u.

Dazu kommt noch eine Besonderheit: Ojas enthält alle der 7,5 Millionen LM und zwar in den Mengenverhältnissen, wie sie im menschlichen Körper auftreten. Ein Gramm Ojas enthält 14 Milliarden LM (Messungen des IGT - LM).

DIE RICHTIGE DOSIERUNG

Wenn Sie täglich 200 ml Ojas zu sich nehmen, haben Ihre Zellen mindestens 5 % mehr LM zu Verfügung. Bei LM-armer Ernährung ist der Unterschied noch grösser. Mit dieser Erhöhung der LM-Konzentration können alle Regenerationsprozesse um ca. 50 % schneller ablaufen als ohne Ojas. Gleichzeitig wird die Ausscheidungskapazität von Giften aller Art um rund 70 % erhöht. Im Normalfall ist diese Verbesserung der Stoffwechsellage völlig ausreichend, um einen erheblich besseren Gesundheitszustand zu ermöglichen.

Bei chronischen Krankheiten und bei der Umstellung auf eine vernünftige Ernährung ist jedoch eine Dosierung von 500 ml Ojas pro Tag anzuraten. Bei dieser Dosierung verdoppelt sich die Geschwindigkeit des regenerativen Stoffwechsels, und die Giftausscheidung wird um ca. 150 % erhöht.

OJAS, EIN NEUARTIGES LEBENSMITTEL

Zurecht sind viele Menschen heutzutage verunsichert, was Nahrungsergänzungen betrifft. Die weitverbreiteten künstlichen Aufputsch- und Schmerzmittel oder die Dopingmittel im Leistungssport können aber nicht mit Ojas verglichen werden: Ojas unterstützt in einem nie für möglich gehaltenen Mass die natürlichen Stoffwechselvorgänge des Körpers. Es kann dabei genausowenig zu gefährlichen Nebenwirkungen kommen wie durch den Verzehr von frischem Obst. Ojas sollte nicht wie eine Medizin, sondern wie ein neuartiges Grundnahrungsmittel mit grossen Heilwirkungen betrachtet werden. Ojas enthält 0,4 % vol. Alkohol, allerdings in einer ionisierten Form, die ihn unschädlich macht. Eine Entgiftung dieses Alkohols über die Leber ist nicht nötig. Lediglich für den ehemaligen Alkoholiker ist Ojas nicht zu empfehlen.

Die LM-Konzentration ist so hoch, dass kein anderes Lebensmittel als LM-Lieferant auf dem gleichen Niveau fungieren kann. In 200 ml Ojas sind rund 2800 Milliarden LM enthalten. Um sich diese LM-Menge anderweitig zuzuführen, müsste man von gebräuchlichen Lebensmitteln folgende Mengen verzehren:

Vollkornbrot	4,8 kg
Weissbrot	22,8 kg
Kartoffeln	11,2 kg
Kopfsalat	9,0 kg
Vollmilch	18 Liter
Spinat	16,7 kg

OJAS ALS HEILMITTEL IM TEST

Theoretisch muss eine LM-Konzentration von 18 000 v.u. eine grosse Heilwirkung bei allen Krankheiten haben, bei denen Veränderungen im Stoffwechsel auf irgendeine Weise eine Rolle spielen. In Zusammenarbeit mit dem Institut für Ganzheitstherapie und LM e.V. wurde eine Studie durchgeführt, die den Wert von Ojas in einer natürlichen Ernährung ermitteln sollte.

Bei dieser Studie wurden zwei Gruppen von Kranken untersucht: die Patienten der ersten Gruppe litten seit drei Jahren oder länger an Polyarthritis, die der zweiten Gruppe hatten Neurodermitis mit sehr starken Symptomen. Alle Probanden waren längere Zeit mit verschiedenen Therapiemassnahmen (chemischen Medikamenten, Homöopathie, Salben) behandelt worden, ohne dass sich in einem der Fälle eine bemerkenswerte Besserung eingestellt hatte. Es waren also ausschliesslich schwere und hartnäckige Krankheitsfälle.

Jede Gruppe wurde nun in zwei Untergruppen zu je vierzig Personen aufgeteilt. Beiden Untergruppen wurde jeweils eine vegetarische Ernährung mit 80 % Rohkost verabreicht. Jeweils eine der Untergruppen erhielt zusätzlich 500 ml Ojas pro Tag.

Auf eine intensive persönliche Betreuung während der Kur wurde sehr grossen Wert gelegt. Die Patienten wurden zu täglichen Einzel- und Gruppengesprächen eingeladen, aufkommende Probleme konnten so rechtzeitig erkannt und überwunden werden. Auch wenn in dieser Studie hauptsächlich die körperlichen Wirkungen der Ojas-Kur getestet wurden, ist es wichtig, auf diese menschliche Komponente der ganzheitlichen Behandlung hinzuweisen. Im Fast-Food Zeitalter wurde leider auch die medizinische Versorgung der Menschen immer mehr zu einem unpersönlichen Schnellverfahren.

Die Resultate fielen folgendermassen aus:

1. Neurodermitis: Anzahl der symptomfreien Patienten

	Vollwertkost	
	mit Ojas	ohne Ojas
nach 2 Wochen	9 = 22.5 %	0
nach 4 Wochen	26 = 65 %	8 = 20 %
nach 6 Wochen	40 = 100 %	19 = 37.5 %

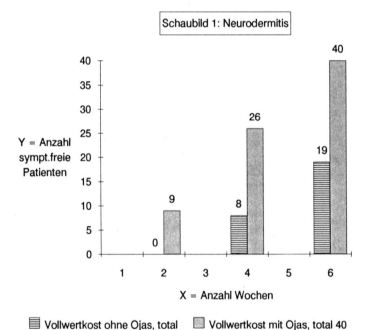

Schaubild 1: Neurodermitis

2. Polyarthritis: Anzahl der symptomfreien Patienten

	Vollwertkost	
	mit Ojas	ohne Ojas
nach 2 Wochen	2 = 5 %	0
nach 4 Wochen	18 = 45 %	6 = 15 %
nach 6 Wochen	40 = 100 %	16 = 40 %

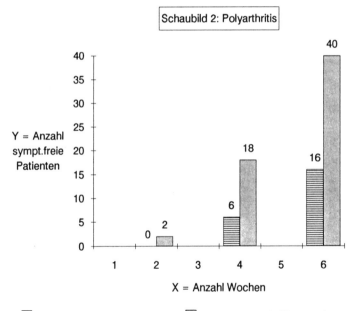

Schaubild 2: Polyarthritis

SCHLUSSFOLGERUNG

Die bisherigen Möglichkeiten der Ernährungstherapie werden durch die Verwendung von Ojas um völlig neue Dimensionen bereichert. Bei einer Erhöhung der LM-Konzentration im Körper um 10-25 % wird die Geschwindigkeit von regenerativen Stoffwechselprozessen verdoppelt. Umweltgifte und giftige Stoffwechselprodukte werden zwei- bis dreimal schneller abgebaut. Mit Neurodermitis und Polyarthritis wurden zwei ernährungsbedingte Krankheiten untersucht, bei denen bisher die Umstellung auf eine Vollwerternährung mit hohem Rohkostanteil die beste und erfolgreichste Behandlungsmethode darstellte. Die Verwendung von Ojas beschleunigt die Regenerationsvorgänge des Stoffwechsels und fördert die vermehrte Ausscheidung von Stoffwechselprodukten wie Harnsäure. Eine Harnanalyse ergab in der Gruppe der Polyarthritis-Patienten, die täglich Ojas bekamen, eine um 30 % höhere Ausscheidung von Harnsäure als in der Gruppe, die kein Ojas erhielt.

Das IGT-LM e.V. hat mittlerweile vielversprechende Untersuchungen begonnen, um die Wirkung von Ojas auf weitere Krankheiten wie Krebs, Arteriosklerose, Gicht, Magengeschwüre, Allergien, Alzheimer-Krankheit u.a. zu ermitteln.

WIE OJAS SEINE WIKUNG VOLL ENTFALTEN KANN

Es gibt eine Zusatznahrung, die den Effekt von Ojas und richtiger Ernährung noch erheblich aufwerten kann. Es handelt sich um das ayurvedische Produkt Madalprash. Um die Wirkungsweise dieses Produktes zu verstehen, muss man wissen, dass die Funktion der Photonenresonanz von einer Energiezufuhr abhängig ist.

WIE OJAS SEINE WIRKUNG VOLL ENTFALTEN KANN

Neben unserem sichtbaren physischen Körper haben wir Menschen auch einen Energiekörper. Die Bedeutung der subtilen Körperenergie wurde durch die Wirksamkeit der Akupunktur und der Homöopathie, zwei Verfahren, die auf den Energiekörper heilenden Einfluss haben, offensichtlich.

Die subtile Energie ist der "Treibstoff" für die Photonenresonanz. Durch Umwelteinflüsse, körperliche Inaktivität und geistige Unausgeglichenheit hat heutzutage jedoch fast jeder Mensch Probleme in seinem Energiekörper. Die Energie ist unharmonisch verteilt, kann nicht richtig fliessen oder es herrscht einfach ein Mangel an subtiler Energie.

Madalprash ist meines Erachtens das beste Produkt, um sämtliche Störungen des Energiekörpers zu beseitigen und ihnen vorzubeugen. Durch seine besondere Gewürzmischung wirkt es energiespendend und harmonisierend zugleich. Wenn die Energieströme des Körpers in Ordnung sind, können die LM ihre Wirkung voll entfalten. Übrigens enthält Madalprash auch immerhin 1'700 - 1'800 v.u., da eine Hauptzutat die wildgewachsene und daher LM-reiche Amlafrucht ist.

Bei einem harmonischen Energiekörper werden alle Organe ausreichend mit subtiler Lebensenergie versorgt. Die Vermeidung schädlicher Substanzen in der Nahrung und eine reichhaltige LM-Zufuhr bauen auf dieser Grundlage auf und garantieren vollkommene Gesundheit.

Soll das nun heissen, dass die Einnahme von Ojas und Madalprash allein schon ausreicht, um alle Gesundheitsprobleme zu lösen?

Sicherlich nicht. Die tägliche Zufuhr von Ojas garantiert eine ausreichende Zufuhr mit LM, aber das blosse Vorhandensein der LM reicht noch nicht aus, um ihre Wirksamkeit zu garantieren.

Angenommen, ein typischer Durchschnittskonsument, dessen Ernährung einen grossen Anteil an Fleisch, Zucker, Weissbrot, denaturierten Fetten und Konservennahrung enthält, beginnt täglich Ojas zu trinken. Was wird in seinem Körper geschehen?

Im Körper unseres Durchschnittsverbrauchers herrschen aufgrund seiner Essgewohnheiten schwerwiegende Stoffwechselstörungen. Der täglich konsumierte Zucker und die Auszugsmehlprodukte verbrauchen im Kohlenhydratstoffwechsel Vitamine, die aber in diesen Nahrungsmitteln nicht enthalten sind. Auch die übrige Nahrung ist sehr vitalstoffarm, so dass zwangsläufig ein Vitaminmangel besteht. Der regelmässige Konsum von Fleisch und Fisch führt zur Speicherung von überschüssigem Eiweiss. Die Eiweissablagerungen in den Blutgefässen und zwischen den Zellen der Organe führen zu Bluthochdruck und verhindern eine vollständige Versorgung der Zellen mit Nährstoffen. Wenn es sich um einen älteren Menschen handelt, so beeinträchtigen Eiweissablagerungen im Gehirn bereits das Denkvermögen

Selbst wenn diese Person an keiner akuten Krankheit leidet, so kann man hier keineswegs mehr von Gesundheit sprechen. Die Gefahr einer schweren Erkrankung ist ständig vorhanden. Arteriosklerotische Ablagerungen können einen Herzinfarkt auslösen, die Unterversorgung der Zellen mit Vitalstoffen kann zur Bildung von Tumorzellen führen, Ablagerungen von Harnsäure und Eiweissmüll in den Gelenken bieten die Vorraussetzung für die Entstehung rheumatischer Krankheiten.

Ich übertreibe bei dieser Beschreibung keineswegs. Ernährungsforscher wie Prof. Wendt, Dr. Shelton und T.C. Fry (und viele andere) kommen zu den gleichen Schlussfolgerungen. Tatsächlich ist der Gesundheitszustand der meisten Menschen, die 20 oder 30 Jahre schwerwiegende Fehler in der Ernährung gemacht haben, auf einem solchen Niveau. Wenn einem Organismus, in dem bereits diese starken Störungen vorliegen, nun hochkonzentrierte LM zugeführt bekommt, so können die LM etwas von dem gespeicherten Eiweiss abbauen. Sie können den Zellstoffwechsel positiv beeinflussen und die Schäden verringern, die durch Vitalstoffmangel entstanden sind. Daher wird man auch bei Fehlernährung eine gute, kraftspendende Wirkung durch Ojas spüren. Man wird sicher widerstandsfähiger gegen Erkältungen, und einige Beschwerden können gelindert oder sogar beseitigt werden. Es ist aber völlig unmöglich, mit Ojas allein alle Schäden, die die Fehlernährung verursacht, zu beheben. Täglich werden dem Körper neue Eiweissüberschüsse zugeführt, neue isolierte Kohlenhydrate entziehen dem Stoffwechsel mehr und mehr Vitalstoffe. Ojas kann den zunehmenden Verfall zwar aufhalten, aber nicht abwenden. Ojas hat also auch seine Grenzen. Es ist völlig absurd anzunehmen, dass es jemals ein Wundermittel geben kann, mit dem alle Ernährungssünden ausgeglichen werden können. Falsche Ernährung mit Ojas ist zwar besser als falsche Ernährung ohne Ojas, aber eine Grundlage für wirkliche Gesundheit kann so nicht entstehen.

Eine ganz andere Situation entsteht, wenn die Einnahme von Ojas mit einer Ernährungsumstellung kombinert wird. Wie wir bei den Neurodermitis- und Polyarthritiskranken gesehen haben, erhöht Ojas die Wirkung der Vollwerternährung ganz erheblich. Leider wird in letzter Zeit mit dem Begriff "Vollwert" vieles umschrieben, das mit gesunder Ernährung wenig oder gar nichts zu tun hat. Folgende Kriterien machen eine echte Vollwerternährung im wahrsten Sinn des Wortes aus:

- Vermeidung von Fleisch und Fisch, Einschränkung der Milchprodukte
- Vermeidung der Fabrikzucker, Auszugsmehle und raffinierten Fette

OJAS, EIN NEUARTIGES LEBENSMITTEL

- Bevorzugung biologisch angebauter Produkte
- Ein Rohkostanteil von mindestens 50 % der Gesamtnahrungsmenge, langsam steigend
- Die Vermeidung von schädlichen Genussmitteln (Kaffee, Tee, Alkohol)

Wenn diese Regeln befolgt werden, können Ojas und Madalprash ihre wunderbaren Wirkungen voll entfalten.

Da der Körper nun nicht mehr mit ständig neuen Eiweissüberschüssen bombardiert wird, kann der alte Eiweissmüll abgebaut werden. Durch die ausreichende Zufuhr an Vitalstoffen und dem Vermeiden der Vitalstoffräuber wie Zucker und Weissmehl können die Stoffwechselstörungen behoben werden. Schliesslich kann der Körper auch Depotgifte, mit denen man durch Umweltverschmutzung täglich in Berührung kommt, abbauen. Diese Vorgänge ermöglichen die Heilung vieler chronischer Krankheiten. Mit der Zugabe von Ojas laufen solche Prozesse erheblich schneller und gründlicher ab. Der Körper kann einen Zustand vollständiger Gesundheit wiederherstellen. Gleichzeitg entfaltet sich eine gewaltige Steigerung der körperlichen und geistigen Leistungsfähigkeit.

Immer wieder hört man besonders von älteren Menschen, sie würden die Rohkost nicht mehr vertragen. Das liegt einfach daran, dass diese Menschen ihren Verdauungstrakt über lange Zeit mit falscher Nahrung bombardiert haben und die Verdauungsorgane wirklich krank sind. Wenn man es sich leicht machen will, kann man natürlich der Rohkost die Schuld geben und sie vermeiden. Allerdings lässt sich so keine Gesundheit erreichen. Die Verdauungsprobleme mit der Rohkost verschwinden bei Vermeidung von Fabriknahrungsmitteln und hohem Rohkostanteil in der Regel innerhalb von 5 - 8 Tagen.

Da die meisten Menschen sich auf einem sehr schlechten Gesundheitsniveau befinden, ist eine Kur, in der die Heilungs- und Aufbauprozesse schnellstmöglich ablaufen, in vielen Fällen angebracht. Während einer solchen Kur muss ein strikter Ernährungsplan befolgt werden. Nun gibt es für Kranke je nach Art und Stadium der Krankheit verschiedene Punkte zu beachten. Für schwere Krankheiten und spezielle Gesundheitsprobleme hat das Institut für Ganzheitstherapie und LM daher therapeutische Spezialprogramme entwickelt. Im Anhang des Buches finden Sie einen Bestellschein für diese Programme.

Für alle, die nicht an chronischen Krankheiten leiden, kann eine Kur empfohlen werden, deren Wirkung Allgemeingültigkeit hat. Es ist wichtig, dass das Programm für mindestens 20 Tage befolgt wird - ohne Ausnahme.

DIE LM-BEWUSSTE ERNÄHRUNG

Zwei Kriterien müssen zum Erreichen der bestmöglichen Gesundheit vor allen anderen erfüllt werden:
1. Die Nahrung muss reich an LM sein.
2. Die Nahrung muss arm an Stoffen sein, die den LM-Bedarf erhöhen.

Ein wichtiger Punkt, der bei jeder Ernährungsform berücksichtigt werden muss, ist die genetische Anpassung des Menschen an seine Nahrung. Diese Anpassung fand vor rund einer Million Jahre ihren Abschluss. Damals war der Mensch ein Früchteesser, d.h. er ernährte sich von Früchten, Gemüse, Nüssen und Samen.

OJAS, EIN NEUARTIGES LEBENSMITTEL

Alle Nahrungsmittel wurden roh und unverändert verzehrt. Das Kochen, der regelmässige Konsum von Fleisch und Milchprodukten und alle anderen Abweichungen von der Urkost begannen erst vor weniger als 10 000 Jahren. Da sich die genetische Anpassung an fremdartige Stoffe über mehrere Generationen vollzieht, die heutige Kost durch Erhitzung und Verwendung von Tierprodukten aber viele tausend solcher Gifte enthält, kann der menschliche Organismus erst in einigen hunderttausend Jahren an die heutige Ernährung angepasst sein. In der Natur kommen solch gravierende Änderungen in den Ernährungsgewohnheiten einer Art nicht vor. Mit seinen künstlichen Eingriffen hat der Mensch seine Anpassungsfähigkeit überstrapaziert. Die Folge sind unsere Zivilisationskrankheiten, die es bei wildlebenden Tieren nicht gibt.

Wenn wir uns wirklich gesund ernähren wollen, müssen wir so weit wie möglich zur Urkost des Menschen zurück. Rohkost in Form von Früchten, Gemüsen, Nüssen und Samen müssen wieder unsere ersten Grundnahrungsmittel werden. Nur sehr wenige Menschen werden bereit sein, sich ausschliesslich von dieser Auswahl zu ernähren, aber diese Rohkost ist die optimale Ernährung. Wenn man gerade erst mit einer leichten Abkehr von der Zivilisationskost beginnt, sollte man langsam aber sicher den Anteil an Rohkost erhöhen.

Einige Grundregeln zur Ernährung für jeden:

- Essen Sie bis zum Mittag nur Früchte. Der Verdauungstrakt vollzieht in dieser Zeit noch wichtige Regenerationsprozesse, die durch ein schweres Frühstück gestört werden. Ausnahme: Wenn Sie morgens intensiv Sport treiben, gilt dies nicht.
- Beginnen Sie jede Mahlzeit mit rohen Früchten und/oder rohem Gemüse.

- Erhöhen Sie den Rohkostanteil langsam und stetig.
- Verringern Sie den Konsum an Fleisch, Fisch und Eiern, bis Sie bei der rein vegetarischen Ernährung angelangt sind. Sie können durchaus Soyaprodukte als Alternative verwenden, solange diese aus biologisch angebauten ganzen Soyabohnen hergestellt sind.
- Verringern Sie langsam den Konsum an Milchprodukten
- Vermeiden Sie strikt alle isolierten Kohlenhydrate (Auszugsmehl, Zucker) und gehärtete Fette
- Verwenden Sie soweit wie möglich biologisch angebaute Produkte.

Je mehr Rohkost Sie essen, umso mehr werden Sie die Lebensmittel unverfälscht und ohne Zubereitung geniessen wollen. Für die Übergangszeit sind einfache Rezepte ein gutes Mittel, um den Rohkostanteil zu erhöhen.

REZEPTBEISPIELE

FRUCHTCREME 1 (FÜR 1 - 2 PERSONEN)
2 - 3 reife Bananen
1 reifer Pfirsich
100 ml Wasser
alle Zutaten im Mixer pürieren

FRUCHTCREME 2
10 Aprikosen
5 eingeweichte Trockenfeigen
1 Zitrone
im Mixer pürieren

OJAS, EIN NEUARTIGES LEBENSMITTEL

OJAS-FRUCHT-MIX
7 vollreife Bananen
50 g biolog. Soyana-Tofu
1 grosser EL Honig
Vanillearoma
1 TL Zimt
1 Prise Muskat
in den Mixer geben, mit Ojas auffüllen und mixen.

SALATKOMBINATIONEN

Kopfsalat - Rettich - Tomaten, Sauce aus pürierten Avocados und frischen Kräutern

Karotten - Äpfel - Rosinen, mit etwas Zitronensaft

Tomaten - Paprikaschote - Gurke, mit etwas Öl und Schnittlauch

Dies sollen nur Anregungen sein. Sie können mit etwas Phantasie selbst neue Rohkostrezepte zusammenstellen. Die Mengen und verwendeten Zutaten sollten auch immer vom Geschmack des Einzelnen abhängen.

Wenn Sie diese Ernährung mit Ojas und Madalprash ergänzen, ist Ihre LM-Versorgung gewährleistet. Im Normalfall sind 200 ml Ojas pro Tag an mindestens fünf Tagen in der Woche ausreichend. Mit dieser Dosierung erreichen Sie bei gleichzeitiger richtiger Ernährung eine um 50 % erhöhte Regenerationskraft und eine um 70 % verbesserte Ausscheidung von Giftstoffen.

Die gleichzeitige Anwendung von Madalprash verbessert die durch Ojas erzeugten Effekte und harmonisiert die Funktion aller

Organe und des Nervensystems. 1-3 Teelöffel Madalprash täglich sind eine ausreichende Dosierung.

DIE OJAS-KUR

Wenn Sie bessere Ergebnisse erzielen wollen, z.b. zum schnellen und gesunden Abnehmen, als Übergang zur gesunden Ernährung, zur Unterstützung der Heilung leichter Krankheiten oder ein- bis zweimal jährlich zur Regeneration, sollten Sie eine Ojas-Kur durchführen. Die Dauer der Kur hängt von Ihren persönlichen Gegebenheiten ab. Hervorragende Ergebnisse erzielt man bei einer Dauer ab drei Wochen. Sie können die Kur auch nur einige Tage durchführen. Eine Zeitbegrenzung nach oben gibt es nicht. Bedenken Sie dabei, dass eine Kur immer nur so erfolgreich ist, wie man anschliessend lebt. Eine Wunderkur, mit der man einmal im Jahr alle Essünden ausgleichen kann, gibt es nicht.

Die Ojas-Kur gibt dem Organismus die Gelegenheit, sich völlig zu reinigen und gleichzeitig an Vitaminen, Mineralstoffen, Spurenelementen und lebenden Makromolekülen die Mengen zu erhalten, die er für seine beste Gesundheit braucht. Bei der Ojas-Kur brauchen Sie nicht zu hungern, sondern können nach Instinkt essen, soviel Ihr Körper verlangt.

Wenn Sie diese Kur für zwanzig Tage durchführen, werden Sie gewaltige positive Veränderungen ihres körperliche Zustandes bemerken. Es kann allerdings auch kurzfristig zu Unwohlsein kommen. Das liegt an den durch die Kur in Gang gekommmenen Entgiftungsprozessen im Körper. Sie müssen sich vorstellen, dass alle Giftstoffe, die in Ihrem Körper in Jahren oder Jahrzehnten gespeichert wurden, nun abgebaut werden und in den Blutkreislauf gelangen, bevor sie ausgeschieden werden. Nicht die Kur ist an möglichen Unpässlichkeiten schuld, sondern die Fehler in Ihrer früheren Ernährung. Meistens aber ist der körperliche Zustand hervorragend. Am Anfang können die Entgiftungsprozesse ein kurzfristiges Unwohlsein hervorrufen, aber nach einiger Zeit schon werden Sie eine nie gekannte Leichtheit und Ausgeglichenheit erfahren. Darüber hinaus stärkt die Ojas-Kur Ihr Empfinden für gesunde Ernährung. Süchte nach Genussmitteln wie Nikotin, Koffein oder Zucker werden abgebaut. Eine sehr befriedigende Begleiterscheinung der Kur: man produziert fast nur Kompostabfälle.

Die Ojas-Kur führt Sie zu Ihrem Idealgewicht. Wenn Sie Übergewicht hatten, werden Sie sicher mehrere Kilo abgenommen haben, die nicht wiederkommen, solange sie eine gesunde Ernährungsweise beibehalten. Die Regulierung des Körpergewichts ist für einen gesunden Stoffwechsel etwas Selbstverständliches.

Ideal ist es, wenn Sie bei der Kur eine erfahrene Person begleiten kann. (Wenn Sie damit eine Krankheit bekämpfen wollen, sollten Sie auf alle Fälle mit einem erfahrenen Arzt sprechen.)

Durchführung

Wenn Sie in Naturkostläden und Reformhäusern noch nicht richtig heimisch sind, nehmen Sie sich zum Einkaufen Zeit.

Besorgen Sie sich die nötige Menge Ojas, wenn möglich biologisch angebautes Obst (wenn möglich auch einige exotische Früchte) und Gemüse, verschiedene Nüsse und Samen wie Haselnüsse, Mandeln, Sonnenblumenkerne, Pinienkerne, Sesamsamen, wenn möglich auch Kokosnüsse, eine Dose Madalprash und ein Glas nicht wärmebehandelten Honig. Die Sorten an Obst, Gemüse und Nüssen sollten sich ausschliesslich nach Ihrem persönlichen

Geschmack richten. Die ursprüngliche Funktion des Geschmackssinns ist es, dem Menschen die Nahrungsauswahl zu geben, die für ihn am besten ist. Wenn man von natürlicher, d.h. roher, unveränderter Nahrung lebt, kann dieser Geschmacksinstinkt richtig funktionieren und trifft daher automatisch die beste Wahl unter den angebotenen Lebensmitteln. Wenn der Bedarf an einem Lebensmittel gedeckt ist, wird der Geschmack unangenehm, womit das natürliche Zeichen zum Aufhören gegeben ist. Honig z.B. verliert an diesem Punkt seine Süsse und entwickelt einen unangenehmen Geschmack, den man als bitter, salzig etc. empfinden kann.

1. Tag

Trinken Sie nach dem Aufstehen ein oder zwei Gläser warmes Wasser.

Essen Sie bis zwölf Uhr soviel Obst, wie Sie wollen, aber nichts anderes.

Das Mittagessen beginnen Sie mit Obst, die Menge richtet sich nach ihrem Appetit. Bereiten Sie sich dann einen Salat aus den rohen Gemüsen zu. Verwenden Sie ein mildes Dressing aus kaltgepresstem Öl und Kräutern. Vermeiden Sie scharfe Gewürze. Wenn Sie es noch besser machen wollen, essen Sie das Gemüse ohne Zubereitung. Sie können verschiedene Sorten von Gemüse nacheinander essen, aber essen Sie jeweils nur solange es Ihnen gut schmeckt. Wenn Sie sich auch nur ein bisschen zum Weiteressen zwingen müssen, hören Sie auf. Probieren Sie nach dem Gemüse noch eine oder zwei Sorten Nüsse oder Samen. Wenn Sie bereits satt sind oder der Geschmack nicht angenehm ist, hören Sie auf.

Warten Sie nach dem Mittagessen mindestens zwei Stunden. Trinken Sie dann im Verlauf des Nachmittags soviel Ojas, wie Sie wollen, mindestens aber 0.5 Liter.

Essen Sie am Abend Obst und Gemüse wie beim Mittagessen, aber variieren Sie die Sorten. Sie können auch das Obst oder das Gemüse weglassen, wenn es Ihnen nicht schmeckt oder zuviel ist. Versuchen Sie danach wieder die Nüsse und Samen, aber nur ein bis zwei verschiedene Sorten. Probieren sie anschliessend vom Honig. Wenn er gut schmeckt, essen Sie einen Teelöffel. Solange der Geschmack wirklich gut ist, können Sie sich auch mehr Honig gönnen. Hören Sie aber auf, wenn der Honig nur noch süss schmeckt oder auf der Zunge brennt. Nehmen Sie nach dem Abendessen 1 - 3 Teelöffel Madalprash ein.

Verfahren Sie für weitere zwanzig Tage auf diese Weise. Variieren Sie die Lebensmittel. Essen Sie niemals soviel, dass ein Völlegefühl entsteht.

ZUSAMMENFASSUNG:

Morgens: 1- 2 Gläser warmes Wasser (kann nach der ersten Woche entfallen)

Bis 12 Uhr: Nur Obst

Mittags: Obst, Gemüse, Nüsse, Kerne
Im Verlaufe des Nachmittags 0.5 l Ojas oder mehr.

Abends: Obst, Gemüse, Nüsse, Honig, Madalprash

Wenn Sie am Anfang noch nicht auf Getreide verzichten wollen, können Sie in einer Mahlzeit die Nüsse durch Getreide ersetzen.

DIE OJAS-KUR

Die Verwendung von Getreide kann zu starker Schleimbildung führen, was die Symptome einer Erkältung erzeugt. Während der Kur sollten Sie langsam aber sicher den Getreideanteil in der Ernährung senken und vermehrt Nüsse und Samen essen. Gleichzeitig sollten Sie den Obstanteil erhöhen, aber zwingen Sie sich nicht. Sie werden mit der Zeit von alleine das Verlangen nach mehr Obst haben.

NACH DER OJAS-KUR

Es sollte nun nicht dazu kommen, dass Sie nach der Kur wieder in Ihre alten Essgewohnheiten zurückfallen. Sie müssen zwar keinen strikten Plan befolgen, aber die Grundregeln der gesunden Ernährung sollte man immer einhalten. Wenn Sie Ihren Organismus mit dieser Kur auf ein gutes Gesundheitsniveau gebracht haben, ist die sinnvollste Art der Verwendung von Ojas ein Glas (200 ml) täglich vor dem Mittag- oder Abendessen. Da der Körper einen LM-Pool besitzt, bei einem gesunden Stoffwechsel also die LM speichern kann, muss Ojas nicht jeden Tag getrunken werden. Bei konsequenter Vermeidung schwerer Ernährungsfehler ist die Ojas-Einnahme an fünf Tagen pro Woche ausreichend, um ein hervorragendes Ergebnis zu erzielen. Ein Liter Ojas in der Woche bei vegetarischer Ernährung mit hohem Rohkostanteil - so einfach kann die Formel für Gesundheit sein.

Den meisten Menschen fällt es wirklich schwer, die Ernährung auf Rohkost umzustellen. Mir ging es am Anfang nicht anders. Tasten Sie sich daher langsam aber sicher an immer mehr Rohkost heran, wenn Sie die sofortige Umstellung nicht schaffen.

Die am leichtesten durchführbare Dauerernährung nach der Ojas-Kur ist für die meisten Menschen eine vegetarische Kost mit mindestens 50 % Rohkost. Rohkost sollte zu Beginn jeder Mahlzeit gegessen werden. Die Nahrungsmenge und die Trinkmenge sollten nur nach Appetit und Durst bestimmt werden. Als Alternative für Fleischliebhaber können biologische Tofuprodukte verwendet werden. Das einzige gute Süssungsmittel ist Honig. Ojas und Madalprash als neue Bestandteile der Ernährung können auf dieser Grundlage die völlige Gesundheit ermöglichen.

SPEZIELLE ANWENDUNGEN VON OJAS

Ojas zusammen mit einer Vollwerternährung ist ein echtes und weitreichendes Problemlösungspaket. Die schweren chronischen Krankheiten sollten jedoch immer mit einer Spezialtherapie behandelt werden. Für folgende Krankheiten hat das IGT-LM e.V. darum spezielle Ernährungsprogramme entwickelt: Krebs, Multiple Sklerose, Alzheimer, Diabetes, Rheumatische Krankheiten (Gicht, Arthrosen, Arthritis, Ischias, Osteoporose), Arteriosklerose, Nieren- und Gallensteine, AIDS, chronisches Asthma, Lebensmittelallergie, Fettsucht, Hautkrankheiten. Wenn Sie ein solches Ernährungsprogramm erhalten möchten, bestellen Sie es vom IGT-LM e.V., Dr. med. Helmut Raabe, R 1.15, D-6800 Mannheim 1 unter Beilage von Fr/DM 20.- pro Heft (Bestellformular im Anhang).

Darüber hinaus gibt es noch andere besondere Fälle, in denen man Ojas ganz gezielt einsetzen kann:

OJAS IM SPORT

Ob Spitzen- oder Breitensportler, in den letzten Jahren entstand in den Köpfen vieler Athleten die Vorstellung von einer magischen Wunderpille oder einem Getränk, mit dessen Hilfe die Leistungen plötzlich alle Grenzen sprengen. Machen wir uns nichts vor, ein gutes Training ist durch nichts zu ersetzen. Allerdings kann die richtige Ernährung und die richtige Verwendung von Ojas dafür sorgen, das dieses Training einen viel grösseren Effekt erzeugt. Zunächst einmal ist es leicht einzusehen, dass der Sportler als Grundvoraussetzung für eine gute Leistung eine stabile Gesundheit benötigt, die aber den meisten Spitzensportlern heutzutage fehlt. Ausserdem gibt eine reichhaltige LM-Zufuhr dem Körper die Möglichkeit zu einer schnelleren und gründlicheren Regeneration, was bedeutet, das der Trainingsreiz besser ausgenutzt wird und Übertraining vermieden werden kann.

Die Grundregeln bezüglich der Ernährung sind für den Sportler die gleichen wie für den Nichtsportler, und zwar gilt das für alle Sportarten. Es ist wenig sinnvoll, einem Kraftsportler eine Eiweissmast zu verschreiben, und einem Ausdauersportler die Nüsse wegen ihres Fettgehaltes zu verbieten. Bei einer richtigen Ernährung passen sich Appetit und Nahrungsinstinkt an die Bedürfnisse des Körpers an.

Die Verwendung von Ojas ist hauptsächlich in den aufbauenden Trainingsperioden von grosser Bedeutung. Nach einer Trainingseinheit sind 200 ml Ojas mit 100 ml Wasser verdünnt besonders empfehlenswert. Ansonsten entfaltet Ojas seine beste Wirkung, wenn es kurz vor dem Abendessen eingenommen wird.

Während eines mehrstündigen Ausdauertrainings kann Ojas neue Kräfte freisetzen. Um die Resorption zu erleichtern, sollte man Ojas in diesem Fall im Verhältnis 1:1 mit Wasser verdünnen. Dieses Getränk ist auch ideal für die Pausen im Tennis, Fussball, Eishockey, Basketball etc..

Insgesamt sind jedem ernsthaft trainierendem Sportler 1-1,5 Liter Ojas pro Woche sehr zu empfehlen.

OJAS FÜR MÜTTER UND KINDER

Die Getränkeindustrie hat mit ihren gezuckerten und koffeinhaltigen "Erfrischungsgetränken" besonders Kinder als Konsumenten eingeplant. Dass dabei die Gesundheit der Kinder zerstört wird, scheint niemanden zu stören. Wenn die Wirkungen dieser Limonaden- und Colagetränke den zuständigen Behörden wirklich bekannt wären, müssten diese die Werbung für solche Giftgemische genauso einschränken wie Zigarettenwerbung.

Gewöhnen Sie Ihr Kind niemals an Cola und andere Getränke dieser Art. Der Grund, warum diesen Getränken Koffein zugesetzt wird, kann nur der sein, dass man die Konsumenten abhängig machen will. Es kann keinen anderen Grund geben, denn Koffein ist nicht gerade billig, und am Geschmack verändert es überhaupt nichts. Was nützt die beste Ernährung, wenn ein Kind mit Zucker und Koffein in Form von Limonade bombardiert wird?

Wenn Sie einem Kind Ojas geben, können Sie nichts falsch machen. Ojas fördert die gesunde Entwicklung der Kinder und stärkt ihr Immunsystem wie kein anderes Lebensmittel. Die kerngesunden Kinder der Hunza und anderer Naturvölker beweisen, wie wichtig eine LM-reiche Ernährung in der Entwicklung des menschlichen Organismus ist.

Kinder können Ojas zu jeder Tageszeit Ojas trinken soviel sie wollen. Zwingen Sie aber die Kinder nicht dazu, Ojas wie eine Medizin einzunehmen, da sonst ein Widerwillen gegen dieses wunderbare Produkt entstehen kann.

Selbstverständlich eignet sich Ojas auch für Schwangerschaft und Stillzeit ganz hervorragend. Bei den LM-reich ernährten Naturvölkern ist die Geburt eines Kindes ein viel ungefährlicherer und weniger schmerzhafter Vorgang als in zivilisierten Ländern. Die Tatsache, dass eine Schwangerschaft oftmals wie eine schwere

Krankheit behandelt werden muss, ist ein weiteres Indiz dafür, wie gefährlich weit sich unsere Zivilisation schon von der Beachtung der Naturgesetze wegbewegt hat. Eine vegetarische Ernährung, die aus naturbelassenen Lebensmitteln besteht und mit Ojas ergänzt wird, ist die beste Vorraussetzung für eine problemlose Geburt und ein gesundes Kind. Genügend LM sind auch für die Bildung der Muttermilch wichtig. Man sagt, die Hunza-Grossmütter würden ihre Enkelkinder stillen....

OJAS UND ÜBERGEWICHT

Wer wirklich gesund ist, hat kein Übergewicht. Die überflüssigen Pfunde sind in erster Linie davon abhängig, was man isst, weniger von der Nahrungsmenge. Der Mensch ist keine Maschine, deren Energiebedarf man mit Kalorientabellen berechnen kann. Sie können noch so wenig Nahrung zu sich nehmen, wenn diese aus denaturierten Produkten besteht, hat Ihr Körper nicht die notwendigen Vitalstoffe zur Verfügung, die er zur Verbrennung von Kohlenhydraten und Fett benötigt. Daher müssen diese Substanzen als Fettzellen gespeichert werden - da hilft alles Kalorienzählen nicht. Wenn das Einschränken der Kalorien wirklich etwas bewirken würde, gäbe es nicht jede Woche in jeder Illustrierten eine neue Wunderdiät. Tatsache ist jedenfalls, dass 30 % der Bevölkerung in den EG-Staaten zu dick sind.

Wenn Sie dagegen von vollwertigen Lebensmitteln leben, können sie auch mehr Kalorien essen, als Sie eigentlich benötigen. Ein gesunder Stoffwechsel passt sich an die Nahrungsmenge an. Wenn es mehr als genug ist, kann dieser Überschuss problemlos verbrannt werden.

Ein gesunder Stoffwechsel braucht natürlich in erster Linie einen hohen LM-Anteil in der Ernährung, denn die LM sind ja die

Steuerungsmoleküle für alle Stoffwechselschritte. Ojas als Grundnahrungsmittel neben Obst, Gemüse, Vollgetreide und Hülsenfrüchten/biolog. Soyaprodukten ist die beste Garantie für ein geregeltes Körpergewicht. Auch für Magersüchtige ist Ojas ideal, da es den Aufbaustoffwechsel perfekt reguliert. Während bei Übergewicht ein Einschränken der Nahrungsmenge sinnlos ist, sollte man sich im Fall der Magersucht nicht mit Essen vollstopfen, denn so kann der Organismus kein gesundes Gewebe aufbauen. Auch hier ist die Qualität der Nahrung entscheidend, nicht die Quantität.

Für Fälle von grossem, hartnäckigem Übergewicht ist ein spezielles Ernährungsprogramm (siehe Anhang) angebracht.

FASTEN MIT OJAS

Eine Fastenkur ist eine wunderbare Gelegenheit, dem Körper neue Regenerationskraft zu geben. Gerade angesichts der zunehmenden Umweltverschmutzung ist ein kurzes Fasten als Reinigungsmassnahme von grosser Bedeutung. Meine Untersuchungen haben ergeben, dass im Schweiss von fastenden Menschen mehr als doppelt soviel chemische Gifte ausgeschieden werden wie bei denselben Personen im Normalzustand.

Wenn Sie während der Fastenkur leistungsfähig bleiben wollen, sollten Sie an jedem Fastentag 0,5 l Ojas trinken. Sie können Ojas auch mit frisch gepressten Säften mischen. Kaufen sie aber nie Säfte aus der Flasche, da diese immer pasteurisiert sind.

Während der Fastenkur ist es wichtig, täglich etwas warmes Wasser mit Glauber- oder Stoffwechselsalz zum Abführen zu trinken. Wenn Sie noch keine Erfahrung mit dem Fasten haben, ist eine Dauer von drei Tagen gerade richtig. Beginnen Sie am vierten Tag vorsichtig, Obst zu essen. Am fünften Tag können Sie kleine Mengen an Getreide oder Samen dazunehmen, bevor Sie am sechsten Tag wieder auf eine abwechslungsreichere Vollwerternährung übergehen. Eine solche Fastenkur ist auch hervorragend geeignet, die Ojas-Kur einzuleiten.

FRAGEN ZU OJAS UND ERNÄHRUNGSPROBLEMEN

Frage: Die Zutaten im Ojas sind ja eigentlich nicht sehr ungewöhnlich. Wäre es nicht möglich, Ojas zu Hause selbst herzustellen?

Antwort: Sie haben recht, die Zutaten sind zunächst einmal ganz normale, wenn auch sorgfältig ausgewählte Lebensmittel. Das Entscheidende beim Ojas sind auch nicht so sehr die Zutaten, sondern das Herstellungsverfahren. Wenn Sie die Zutaten zusammenmischen, wird weiter gar nichts entstehen als ein Lebensmittel mit einem LM-Gehalt von ca. 500 bis max. 2000 v.u., was die gewünschte Wirkung leider nicht erzeugen kann, da diese von der hohen LM-Konzentration abhängt. Man muss wissen, dass die Wirkung superexponentiell mit der LM-Konzentration zunimmt. Zusätzlich läuft man dabei Gefahr, Giftstoffe zu produzieren, die zu Erblindung und in grösseren Mengen zum Tod führen. Die richtige Ojas-Produktion ist ein sehr kompliziertes und technisch aufwendiges Verfahren, das ohne spezielle Geräte gar nicht durchführbar ist. Dank eines intensiven Suchens nach den Grundlagen der Gesundheit fielen mir Mosaiksteinchen zu, die während Jahrzehnten intensiven Forschens in vielen Ländern der Welt gewachsen waren, und die schliesslich das ganze Bild ergaben, nach dem ich gesucht hatte.

Frage: Kann es jemals zu unerwünschten Nebenwirkungen durch Ojas kommen?

Antwort: Natürlich kann man von jedem Lebensmittel soviel zu sich nehmen, dass man seinen Organismus überlastet. Sie können sich mit Wasser zu Tode trinken, vorausgesetzt, Sie trinken mindestens 15 Liter am Tag. Theoretisch wäre das auch mit Ojas möglich, aber wer würde freiwillig so etwas tun? Wenn sie 15 Liter Ojas am Tag trinken, so entstehen eventuelle Schäden nicht durch die Zusammensetzung des Ojas, sondern durch die mechanische Überlastung, die in solchen Mengen von jeder Flüssigkeit hervorgerufen wird. Ojas als reines Naturprodukt hat aber eine besondere Eigenschaft: Wenn die konsumierte Menge zu gross wird, verändert sich der Geschmack und wird sehr unangenehm. Dies ist der natürliche Instinktschutz, der den Menschen (genau wie jedes Tier) vor zu grossen Nahrungsmengen schützt.

Ojas kann also praktisch keine schädlichen Nebenwirkungen haben. Übrigens werden sehr oft mit harmlosen Naturprodukten Tierversuche gemacht, die beweisen sollen, wie schädlich die getesteten Produkte sind. So verabreichte man Ratten solche Mengen an Huflattichextrakt, dass es, auf den Menschen umgerechnet, einer Tagesdosis von 20 kg entsprach, und das bei einem Produkt, das man höchstens in Grammdosierungen zu sich nimmt. Das Ergebnis war, dass Huflattich als krebserregend bezeichnet wurde. Welche Substanz kann in Dosierungen von 20 kg täglich denn noch unschädlich sein? Die Ziele, die mit solchen Tests verfolgt werden, sind wohl eindeutig. Vielleicht werden solche Versuche eines Tages auch mit Ojas gemacht. Lassen Sie sich davon nicht verunsichern. Ojas kann nur positive Wirkungen haben.

FRAGEN ZU OJAS UND ERNÄHRUNGSPROBLEMEN

Frage: Ist Ojas für Diabetiker geeignet?

Antwort: Ja, unter einer Bedingung. Diabetiker dürfen Ojas niemals auf nüchternen Magen trinken. Sie sollten ein oder zwei Gläser Ojas zu den Hauptmahlzeiten trinken. Übrigens ist eine Vollwerternährung mit Ojas die beste Möglichkeit, langsam aber sicher ohne Insulin auszukommen.

Frage: Ist die Einnahme von Ojas wirklich sinnvoll, wenn man gesund ist?

Antwort: Der Begriff "Gesundheit" ist sehr dehnbar. Wenn man unter keinen akuten Krankheiten leidet, aber der gesamte Organismus durch Fehlernährung so geschädigt ist, dass es nur eine Frage der Zeit ist, bis eine Krankheit ausbricht, so ist das kein Zustand, den man als gesund bezeichnen kann. Es ist aber der Zustand, in dem sich über 90 % der Menschen in den zivilisierten Ländern befinden. Wenn Sie ein Gesundheitsniveau erreichen wollen, auf dem Sie vor Zivilisationskrankheiten sicher geschützt sind und sich Ihre körperliche und geistige Leistungsfähigkeit voll entfalten kann, so ist die Einnahme von Ojas - natürlich kombiniert mit einer vollwertigen Ernährung - das Sinnvollste, was Sie tun können.

Ein Beispiel:
"Ich habe mich schon seit einiger Zeit mit dem Thema Ernährung auseinandergesetzt. Dann habe ich durch Zufall von dem neuen Produkt Ojas erfahren. Ich war am Anfang sehr skeptisch, nahm das Produkt aber aus Neugierde. Nach zwei Wochen wurde mir klar, wie schlecht mein Gesundheitszustand vorher war. Beschwerden wie Zahnfleischbluten oder Schlafstörungen, die ich als ganz normal hingenommen hatte, waren verschwunden. Gleichzeitig fühlte ich mich auch viel frischer und

leistungsfähiger. Die Ojaskur ist der beste Gesundheitsratschlag, den ich je befolgt habe."
Niki Kreinhöfer, Berlin

Frage: Ojas enthält 0,4 % Alkohol, und wenn ich 5 dl getrunken habe, spüre ich den Alkohol. Er regt meine Sinne an, auch meinen Appetit, und eine Weile später werde ich müde davon. Das sind die typischen Alkoholsymptome. Wirkt das den anderen Wirkungen für eine bessere Gesundheit nicht entgegen?

Antwort: Der Alkoholgehalt im Ojas ist harmlos. Wenn man 100 g gekochtes Getreide oder 250 ml Fruchtsaft zu sich nimmt, können im Blut höhere Alkoholwerte nachgewiesen werden als nach dem Konsum von 500 ml Ojas. Erhitzte Kohlenhydrate, vor allem in Kombination mit Früchten führen zur alkoholischen Gärung im Magen (Forschungsergebnisse von Prof. Glaesel). Die Benommenheit durch Ojas ist in erster Linie auf eine Entgiftungsreaktion zurückzuführen. Wenn grosse Mengen giftiger Moleküle ausgeschieden werden, so sind diese für kurze Zeit im Blut und erzeugen ein leichtes Unwohlsein.

Frage: Ist der Alkoholgehalt im Ojas für Kinder zu verantworten?

Antwort: Auch Kinder werden durch den geringen Alkoholgehalt im Ojas nicht gefährdet. Mit erhitztem Getreide in Kombination mit Obst dagegen können schon Kleinkinder durch Alkohol geschädigt werden. Natürlich sollten Kinder nicht literweise Ojas trinken, das ist auch gar nicht notwendig. Bei rohkostreicher Ernährung und 1-2 dl Ojas am Tag sind Kinder ohne Gefahr gut mit LM versorgt.

Frage: Ab welchem Alter ist Ojas für Kinder empfehlenswert?

Antwort: Aufgrund des Kohlensäuregehaltes im Ojas sollte es nicht vor dem vierten Lebensjahr getrunken werden. Wenn ein Kind ab vier oder fünf Jahren Ojas gerne trinkt, sind 1-2 dl am Tag ausreichend. Wenn das Kind nicht von allein gerne Ojas trinkt, darf man es auf keinen Fall zwingen.

UNTERSTÜTZENDE MASSNAHMEN

Der Erfolg der Ojas-Kur und der anschliessenden bewussten Ernährung kann noch vergrössert werden, wenn ein sinnvolles körperliches Training durchgeführt wird. Der Mensch ist von Natur aus auf Bewegung ausgerichtet, und ohne körperliche Aktivität kann sich unser Herz-Kreislaufsystem nicht voll entwickelten. Auch bei der Ausscheidung von Umweltgiften und bei der Aktivierung des Immunsystems kommt dem Sport eine grosse Bedeutung zu.

Allen Schreckensmeldungen über das Jogging zum Trotz: Laufen ist die natürlichste und am einfachsten durchzuführende Sportart, mit der man den gesamten Organismus trainieren kann. Bei einem richtig betriebenen Lauftraining werden nicht nur Herz und Lunge, sondern alle inneren Organe beansprucht und gestärkt.

Grundregel Nr.1 für ein sinnvolles Laufprogramm heisst: Nicht zu schnell. Der Glaube, dass schnelles Laufen automatisch besser sei, hält sich hartnäckig, ist aber völlig falsch. Selbst Weltklasseläufer absolvieren den grössten Teil ihrer Trainingskilometer in einem mässigen Tempo. Wenn Sie sich nach einem Laurtraining erschöpft und ausgelaugt fühlen, haben Sie Ihren Organismus zu stark beansprucht. Durch ein solches Training verbessert sich weder Ihre Laufleistung, noch tun Sie etwas für die Gesundheit.

Wenn Sie regelmässig laufen wollen, empfiehlt es sich, etwas Literatur zu diesem Thema duchzuarbeiten. Die Magazine "Der Läufer" oder "Spiridon", sowie die Bücher von Manfred Steffny geben Auskunft über alles Wissenswerte.

Andere empfehlenswerte Sportarten sind Radfahren, Schwimmen, Skilanglauf.

Es gibt eine ganze Reihe von gesundheitsfördenden Massnahmen, die sich grosser Beliebtheit erfreuen und die eine Ojas-Kur gut unterstützen können, z.b.: Kneipp-Anwendungen, Hatha-Yoga, Sauna, autogenes Training, Massage, Akupressur etc. Wenn Sie gute Erfahrungen mit irgendeiner solchen Therapieform gemacht haben, sollten Sie ruhig dabei bleiben.

4

ÜBER DIE KÖRPERLICHE GESUNDHEIT HINAUS: DAS GEISTIGE WACHSTUM

Der Mensch lebt nicht vom Brot allein.

- Jesus Christus

Die gesunde Ernährung ermöglicht uns das Erreichen einer vollkommenen Gesundheit und körperlicher Harmonie. Das bedeutet eine wunderbare Bereicherung für unser Leben, aber damit fängt die Entfaltung der Lebensfreude und das Ausschöpfen unseres inneren Potentials eigentlich erst an. Jeder Mensch hat ein unerschöpfliches Potential an guten Eigenschaften und Möglichkeiten, ein dynamisches, glückliches Leben zu führen.

Andererseits kann man in unserer, vom Konsum geprägten Gesellschaft beobachten, dass die wenigsten Menschen wirklich eine grosse Freude am Leben verspüren. Bei allen Fortschritten, die uns die Entwicklung in den letzten Jahrzehnten gebracht hat, muss man doch feststellen, dass Konsum und Sinnbefriedigung auf Dauer keine glücklichen Menschen erzeugen. Irgendwann wird eine solche Lebensweise leer und langweilig, es gibt keine dauerhafte Befriedigung und keine Entwicklung. Natürlich kann man sich damit abfinden oder versuchen, in Genuss-Exzessen eine Ablenkung von der Realität zu suchen - noch nie in der Geschichte der Menschheit gab es soviele Suchtkranke wie heute.

Oder man kann sich damit nicht zufrieden geben und nach neuen Möglichkeiten suchen, sein Leben zu bereichern. Dazu bietet uns die uralte Kunst der Meditation unbegrenzte Möglichkeiten.

Kaum einem Menschen gelingt es, auch nur wenige Minuten seinen Verstand zu beruhigen und einmal an nichts zu denken. Wir beherrschen nicht unseren Verstand - er beherrscht uns. Wenn wir aber wirklich eine positive geistige Entwicklung erreichen und mehr Freude entwickeln wollen, müssen wir über die Begrenzungen unserer Gedanken hinausgehen. Bevor wir wirklich Meditation üben können, müssen wir daher lernen, uns zu konzentrieren.

Die folgenden Übungen stammen aus dem Buch "Meditation" von Sri Chinmoy.

Konzentration und Meditation

Übung zur Entwicklung von Konzentration

Setzen Sie sich entspannt auf einen Stuhl oder auf den Boden. Stellen Sie eine brennende Kerze ca. 1 m vor sich auf den Boden. Schauen Sie jetzt auf die Kerzenflamme. Wenn irgendwelche Gedanken in Ihren Verstand eintreten, stellen Sie sich bildlich vor, dass Sie diese in die Kerzenflammen werfen. Erlauben Sie keinem Gedanken, in Ihrem Verstand zu bleiben.

Sie können auch nach einiger Zeit die Augen schliessen und sich die Kerzenflamme in Ihrem Herzen vorstellen. Auch hier sollten Sie wieder alle Gedanken in die Flamme werfen.

Führen Sie diese Übung für 5 - 10 Minuten aus. Regelmässigkeit ist wichtig, gleichen Ort und zur gleichen Tageszeit, am besten morgens, durchführen. Gestalten Sie eine angenehme Atmosphäre an diesem Platz, z.B. mit Blumen, einer Kerze, evtl. einem schönen Bild. Tragen Sie helle Kleidung und vermeiden Sie dunkle Farben an Ihrem Übungsplatz.

Wenn Sie einmal eine gute Konzentrationsfähigkeit entwickelt haben, können Sie mit einfachen Meditationsübungen beginnen.

Meditationsübung

Setzen Sie sich entspannt und möglichst mit geradem Rücken auf einen Stuhl oder auf den Boden (ein Kissen macht das Sitzen am Boden leichter). Atmen Sie tief und ruhig. Konzentrieren Sie sich jetzt auf Ihr spirituelles Herz (das Herz-Chakra, ein Zentrum geistiger Energie, das von erleuchteten Menschen und Heiligen aller Kulturen und Zeitalter beschrieben wird), das sich in der Mitte Ihrer Brust befindet. Stellen Sie sich vor, Sie würden durch dieses Herz atmen. Sie können Sich jetzt eine positive Eigenschaft vorstellen, die Sie durch Ihr spirituelles Herz einatmen, z. B. Freude, Kraft, Frieden, Reinheit.

Wenn Sie diese Übungen regelmässig durchführen, werden Sie davon sehr viel profitieren. Es lohnt sich auf jeden Fall, sich mit dem Thema Meditation intensiver zu befassen. Bücher oder Musik von Meistern, die diese Kunst bis zur Vollkommenheit beherrschen, sind dabei die grösste Hilfe (siehe Anhang).

Was Sie aus den Informationen machen, die Ihnen dieses Buch gegeben hat, hängt nun von Ihnen ab. Ich hoffe, dass es Ihnen eine gute Hilfe ist - auf dem Weg zu strahlender Gesundheit und Lebensfreude.....

LITERATURVERZEICHNIS

Abramowski, O.L: Frutarian Healing System, Essence of Health, 1976
Accraido, Marcia M: Light Eating for Survival, Omangod Press, 1978
Airola, Paavo: Meat for B12?, Nutrition Health Review, 1983
Ames, Bruce: Dietary Carcinogens and Anticarcinogens, Science, 1983
Armstrong, Bruce: American Journal of Clinical Nutrition, 1979
Bircher-Benner, M: Eating your Way to Health, Penguin
Bircher, Ralph: Geheimarchiv der Ernährungslehre, Bircher-Benner Verlag
Burger, Guy-Claude: Die Rohkosttherapie, Heyne-Ratgeber
Burroughs, Stanley: Heilung für ein neues Zeitalter, Madal Bal Verlag
Bruker, Dr. M. O.: Ärztlicher Rat aus ganzheitlicher Sicht, EMU Verlag
Carrington, Dr.: The Natural Food of Man, Health Research
Carrington, Dr.: The History of Natural Hygiene, Health Research
Chinmoy, Sri : Meditation, Sri Chinmoy Verlag
Donsbach, Dr.: Super-Health
Douglas, J.M.: Raw Diet and Insulin Requirement, Annals of Internal Medicine
Ehret, Prof.: Die schleimfreie Heilkost, Waldthausen Verlag
Estes, Dr.: Raw Food and Health
Fathmann: Live Foods, Waldthausen Verlag
Fastiggi, David H.: The End of Disease, 1988
Fry, T.C.: Dynamische Gesundheit, Waldthausen Verlag
Fry, T.C.: The Curse of Cooking, Life Science, 1975
Gregory, Dick: Natural Diet for Folks, Perennial Lib.

Hackethal, Prof.: Krankenhaus, Molden
Hovanessian, A.T.: Raw Eating, Teheran: Arshavir, 1967
Kapfelsperger/Pollmer: Iss und stirb, Kiepenheuer & Witsch
Kenton, L. und S. : Raw Energy, Arrow Books, 1984
Leonardo, Blanche: Cancer and other Diseases from Meat, Leaves of Healing, 1979
Longwood, William: Poison in Your Food, Pyramid, 1969
Markus, Ramon: Warum kein Fleisch, kein Fisch, kein Ei?, Humata
McBean, Eleanor: The Poisoned Needle, Health Research, 1974
Munro, H.N.: Mammalian Protein Metabolism, Academic Press, 1970
Natürlich und Gesund, Jahrgänge 1988 - 1990
Ostertag, Werner: Lebende Makromoleküle als Lebenselixier, Humata
Raum und Zeit, Jahrgänge 1989 und 1990
Reckeweg, Dr.: Homotoxinlehre, Heel-Verlag
Robbins, John: A Diet for a new Amerika, Stillpoint Publishing co.
Spektrum der Wissenschaft, Jahrgänge 1984-1990
Walker, Dr. Norman: COLON HEALTH, Waldthausen Verlag
Walker, Dr. Norman: Natural Weight Control, Waldthausen Verlag
Walker, Dr. Norman: Vibrant Health, Waldthausen Verlag
Wandmaker, Helmut: Willst Du gesund sein? Vergiss den Kochtopf, Waldthausen Verlag

BEZUGSQUELLENNACHWEIS

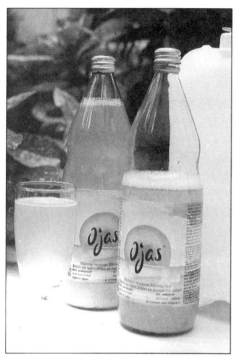

Ojas wird hergestellt von der Firma Soyana, Friedensgasse 3, 8039 Zürich, Tel. 01-202 89 97.

In der Literflasche (12 l im Harass) ist Ojas im guten Fachhandel erhältlich (Reformhaus, Drogerie, Apotheke, vereinzelte Lebensmittelgeschäfte).

Ein 10 l-Kanister wird als exklusive Dienstleistung per Post vom Bioversand Gsund und Guet, Postfach 8010 ZH-Mülligen, Tel. 01-730 22 76, angeboten.

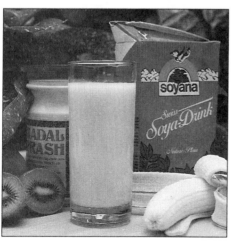

Madalprash wird angeboten von der Firma Madal Bal AG, Universitätsstr. 102, 8006 Zürich, Tel. 01-363 24 10.
Es ist in der 500 g-Dose im guten Fachhandel erhältlich (Reformhaus, Drogerie, Apotheke) oder per Post direkt von der Firma Evicro AG, Bernetstr. 9, 8962 Bergdietikon AG, Tel. 01-741 28 17.

ERNÄHRUNGSPROGRAMME

des Instituts für Ganzheitstherapie und Lebende Makromoleküle - IGT-LM e.V.

Damit Sie die Besonderheiten einer bestimmten ernährungsmitbedingten Zivilisationskrankheit näher kennenlernen können und um Ihnen den Versuch zu erleichtern, diese Krankheit mit einem spezifischen Ernährungsprogramm zu überwinden, bietet Ihnen das IGT-LM e.V. eine Hilfestellung mit folgenden Ernährungsprogrammen:

Bitte senden Sie mir folgende/s Ernährungsprogramm/e:
Ich habe Fr. 20. -/Programm beigelegt in bar, als Scheck oder in Briefmarken.

- O Fettsucht
- O Arteriosklerose
- O Rheumatische Krankheiten (Gicht, Arthrose, Arthritis, Ischias, Osteoporose)
- O Diabetes mellitus
- O Nieren - und Gallensteine
- O Lebensmittelallergie
- O Krebs
- O Alzheimer
- O Aids
- O multiple Sklerose
- O chronisches Asthma
- O Hautkrankheiten

Name:..

Strasse:..

PLZ/Ort:..

Bitte einsenden an:
IGT-LM e.V., Herrn Dr. med. H. Raabe, R1.15, D-6800 Mannheim

Vielleicht das wertvollste Geschenk, das Sie je gemacht haben:

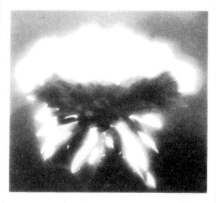

CHRISTIAN OPITZ

DIE GESUNDHEITS-REVOLUTION

Lebende Makromoleküle - der Schlüssel zur vollkommenen Gesundheit

Vorwort von Frau Dr. med. Liechti von Brasch, Bircher-Benner Klinik Zürich

---

Bitte senden Sie an die untenstehende Adresse
__ Ex. "Die Gesundheitsrevolution"
Ich habe den Betrag von Fr. 10.- pro Buch in bar, Scheck oder Briefmarken beigelegt.
Name:..
Strasse:...
PLZ/Ort:..
Verlag Bewusstes Dasein, Postfach, 8039 Zürich

Für Sie die neue Zeitung mit den interessantesten Einblicken über Ernährung und Gesundheit:

LM-News
Faszinierendes über die blühende Zukunft der Menschheit

mit Ernährungsforscher Christian Opitz als ständigem Mitarbeiter.

Geplante Themen:
Wie Krankheiten entstehen - Wie Heilungsprozesse ablaufen - Neueste Forschungsergebnisse über die Wirkungen LM-reicher Produkte - Fälle aus der Praxis - Interviews mit Ärzten - Beispiele aus der Tiermedizin - Altersforschung - Genetik - Lebenserwartung - Sport und LM - gesunde Kinder - problemlose Schwangerschaft - Frauenkrankheiten - AIDS -Radioaktivität - Süchte - Antworten auf Leserfragen - und mehr...

Ich möchte die LM-News abonnieren. Bitte senden Sie mir ein Jahresabo (4 Ausg.) der LM-News zu Fr. 10.- (Fr. 10.- habe ich bar, als Scheck oder in Briefmarken beigelegt).
(Erscheint ab Jan. 1991 vierteljährlich.)
Name:..
Strasse:...
PLZ/Ort:..
Verlag Bewusstes Dasein, Postfach, 8039 Zürich

Die Post bringt's!
Eine Dienstleistung

...für alle, die mit Ojas kuren wollen, aber aus verschiedenen Gründen keinen Harass im Laden holen können (Gebrechen, abgelegene Wohnung, kein Auto etc.):

Damit Sie trotzdem in den Genuss der Ojas-Kur kommen können, bietet Ihnen der *Bioversand Gsund + Guet* eine exklusive Dienstleistung: *den 10 l-Kur-Kanister per Post direkt zu Ihnen nach Hause!*

```
Bitte senden Sie mir gegen Rechung
__ (Anzahl) 10 Liter-Kanister Ojas zu
Fr. 118.- + Fr. 9.50 Porto.
Name:..................................................
Strasse:................................................
PLZ/Ort:..............................................
Bioversand Gsund + Guet, Postfach,
8010 ZH-Mülligen
```

Entspannen
Regenerieren
Meditieren

mit der Flötenmusik von Sri Chinmoy

Musikkassette, begleitet von einem Büchlein mit praktischen Musik-Meditations-Übungen

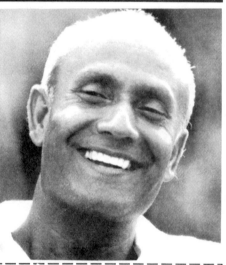

"Sri Chinmoys Musik erleichtert das Abschalten des Alltagsbewusstseins und das Öffnen für tiefe Entspannung, das Öffnen für das eigene Selbst, das immer auch Heilung bedeutet.

Ich habe sehr gute Erfahrungen im Umgang mit dieser Musik gemacht und kann sie auch für Gruppen empfehlen, für Meditation, Heilung und stilles Gebet."

- Felicitas Hom, Diplom-Psychologin und Psychotherapeutin, Freiburg i.Br.

```
Bitte senden Sie mir geg. Rechnung + Porto
von Sri Chinmoy:
☐ Die Musikkassette "Flötenmusik zum Meditieren" mit Übungsbüchlein zu Fr. 25.-
☐ Das Buch "Meditation" (374 S.) zu Fr. 25.-
☐ Das Buch "Glücklichsein" (298 S.) zu Fr. 27.-
Name:..................................................
Strasse:................................................
PLZ/Ort:..............................................
Sri Chinmoy Verlag, Friedensgasse 3,
8002 Zürich
```